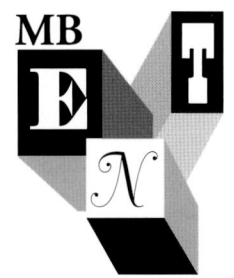

編集企画にあたって……

　睡眠時無呼吸症候群に対するCPAP治療は，保存的治療の第一選択として広く導入されている．上気道を専門とする耳鼻咽喉科医が，十分な知識を持ってCPAP治療を行うことが大切であると考え，本特集が企画された．執筆にあたっては，睡眠時無呼吸症候群が学際的な疾患であることから，耳鼻咽喉科，睡眠検査，耳鼻科開業，麻酔科，小児科，循環器科，神経内科の若手エキスパートの先生方にお願いした．

　内容の概略は，① 医師の立場からAuto CPAP処方の際の圧設定の問題点とその解決法について，Auto CPAPで無呼吸改善が十分でない例を，マニュアルタイトレーションで対処した具体例を提示している．② 技師の立場からは，CPAP治療を断念するケースは最初の3ヶ月に多く，この期間の患者との信頼感の構築が以後の継続率に影響すること．特にマスクフィッティングがCPAP治療の成否を決定するので，鏡を見ながら，何度も一緒に練習すること．③ 耳鼻咽喉科診療所では，担当医の定年や異動がある大病院とは異なり，長期間にわたり患者を診察できる利点がある．そもそもCPAPは長期間にわたる治療なので診療所向きの治療といっても過言ではない．④ CPAP治療は長期にわたる装用継続を必要とし，患者自身のライフスタイルの変容を必要とすることから，患者の心理学的要因にも配慮した指導介入が必要である．その中でも，睡眠衛生指導は有効なアプローチである．不適切な睡眠習慣として，睡眠不足，アルコール，ニコチン，カフェインの過剰摂取などが挙げられるが，これらは無呼吸そのものの病態を悪化させる習慣である．特に睡眠不足の影響は大であり，4時間睡眠を6日間続けただけで，睡眠時無呼吸患者では，呼吸異常が1.5倍増えたとの報告もある．⑤ 鼻閉は睡眠障害と密接なつながりがあり，特に睡眠時無呼吸症候群では，鼻閉改善はCPAP治療のコンプライアンスを向上させる．⑥ 睡眠時無呼吸を合併する例では，麻酔科と耳鼻科による周術期管理が手術患者の予後を改善することにつながる．⑦ 睡眠時無呼吸症候群で減量指導は重要な位置を占めるが，減量を成功させるためには，「つい食べてしまう」，「水を飲んでも太る体質だ」といった心理学的抵抗を減らし，患者をやる気にさせる行動科学的手法の導入が効果的である．⑧ 小児へのCPAP治療にあたり最も重要なことは，養育者や児への教育である．⑨ 心不全合併睡眠時無呼吸ではCPAP治療を第一選択とするが，固定圧をなるべく使用し，症例によりASVを考慮することが現時点での提案である．⑩ 神経筋疾患を背景にする睡眠時無呼吸へのCPAP治療を行う場合には，閉塞部位診断を行い，floppy epiglottisの存在に注意しなければならない．⑪ 加齢に伴い睡眠時無呼吸は増加するが，無治療でも心血管疾患による死亡率が高くないこと，一方で認知症との関連が注目されている．

　本特集は最新の情報が網羅されており，臨床医の方々の睡眠呼吸障害診療の一助になれば幸いである．

2016年2月

宮崎総一郎

KEY WORDS INDEX

和 文

あ行
圧設定 *1*
アデノイド・口蓋扁桃摘出術 *54*
アドヒアランス *46*

か行
筋緊張性ジストロフィー *80*
継続性 *1*
形態診断 *14*
経鼻持続陽圧 *14*
減量 *46*
高齢者 *59*
コンプライアンス *8,37*

さ行
持続気道陽圧 *71*
持続的気道陽圧 *37*
持続陽圧呼吸 *1,21,29,54*
持続陽圧呼吸療法 *80*
自動圧調節式 CPAP *1*
CPAP アドヒアランス *21*
耳鼻咽喉科診療所 *14*
周術期 *37*
終夜睡眠ポリグラフ *37*
小児の閉塞性睡眠時無呼吸 *54*
睡眠衛生指導 *21*
睡眠教育 *21*
睡眠呼吸障害 *71*
睡眠時呼吸障害 *14*
睡眠時無呼吸 *46*
睡眠導入剤 *14*
頭蓋顎顔面奇形 *54*
STOP-Bang 評価法 *37*
声帯開大障害 *80*

た・な行
多系統萎縮症 *80*
中枢性睡眠時無呼吸 *71,80*
抵抗 *46*
認知機能低下 *59*
認知症 *80*
粘膜下下鼻甲介骨切除術 *29*
脳血管疾患 *80*

は行
非侵襲的陽圧換気療法 *54*
鼻中隔矯正術 *29*
鼻閉 *14*
肥満 *54*
閉塞性睡眠時無呼吸 *1,21,37,71*
閉塞性睡眠時無呼吸症候群 *8,29*
ポーションコントロール *46*

ま・や・ら行
マスクフィッティング *8*
夜間頻尿 *59*
倫理問題 *80*

欧 文

A
adaptive servo ventilation *71*
adenotonsillectomy *54*
adherence *1,46*
ASV *71*
auto CPAP *1*

C
central sleep apnea *59,71,80*
cerebrovascular disease *80*
cognitive impairment *59*
compliance *37*
continuous positive airway pressure *1,21,29,54,59,71*
continuous positive airway pressure therapy *80*
CPAP *1,8,14,21,37,59,71*
CPAP adherence *21*
craniofacial anomaly *54*
CSA *59,71*

D・E・F・H
dementia *80*
elderly *59*
ENT outpatient clinic *14*
ethical problem *80*
formal examination *14*
hypnotic *14*

M・N
multiple system atrophy *80*
myotonic dystrophy *80*
nasal obstruction *14*
nocturia *59*
noninvasive positive pressure ventilation *54*

O
obesity *54*
obstructive sleep apnea *1,21,59,71*
obstructive sleep apnea syndrome *8,29*
OSA *21,37,59,71*
OSAS *8*

P・R
pediatric obstructive sleep apnea *54*
perioperative period *37*
polysomnography *37*
portion control *46*
resistance *46*

S
SDB *71*
septoplasty *29*
sleep apnea *46*
sleep disordered breathing *14,71*
sleep education *21*
sleep hygiene education *21*
STOP-Bang screening *37*
subumucosal inferior tubinectomy *29*

T・V・W
titration *1*
vocal cord dysfunction *80*
weight loss *46*

WRITERS FILE ライターズファイル（50音順）

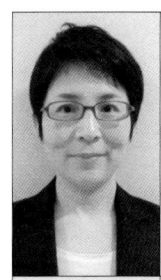

安達 美佳（あだち みか）
- 1991年 浜松医科大学卒業　同大学耳鼻咽喉科入局
- 1994年 東北大学耳鼻咽喉科入局
- 1997年 仙台赤十字病院耳鼻咽喉科
- 2002年 仙台社会保険病院（現JCHO仙台病院）耳鼻咽喉科，副部長
- 2015年 東北大学附属病院耳鼻咽喉・頭頸部外科

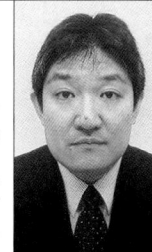

菊池 淳（きくち あつし）
- 1994年 久留米大学卒業　同大学耳鼻咽喉科入局
- 1999年 田川病院耳鼻咽喉科，部長
- 2001年 筑後市立病院耳鼻咽喉科
- 2003〜09年 久留米大学医療センター耳鼻咽喉科，医長
- 2006年 同大学医学部耳鼻咽喉科・頭頸部外科，講師
- 2009年 耳鼻咽喉科菊池医院，院長　久留米大学医学部耳鼻咽喉科・頭頸部外科，非常勤講師
- 2011年 愛媛大学医学部耳鼻咽喉科・頭頸部外科，院内非常勤講師

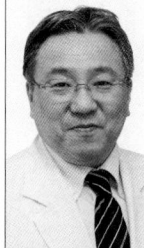

中田 誠一（なかた せいいち）
- 1989年 高知医科大学卒業
- 1991年 名古屋大学医学部耳鼻咽喉科入局
- 1994年 米国ワシントン大学留学
- 1996年 名古屋大学医学部耳鼻咽喉科　名古屋第一赤十字病院耳鼻咽喉科
- 2000年 名古屋大学医学部附属病院耳鼻咽喉科，助手
- 2004年 同，講師
- 2010年 藤田保健衛生大学坂文種報德會病院耳鼻咽喉科，准教授
- 2015年 同，教授

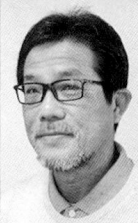

稲垣 喜三（いながき よしみ）
- 1981年 鳥取大学卒業　大阪大学医学部附属病院特殊救急部
- 1983年 同大学医学部麻酔学講座入局
- 1985年 同大学医学部，助手（麻酔学講座）
- 1991年 国立循環器病センター外科系集中治療科
- 1993年 大阪大学医学部，助手（麻酔学講座）
- 1996年 米国テキサス大学サウスウエスタンメディカルセンター日帰り麻酔部門留学
- 1997年 鳥取大学医学部附属病院麻酔科，講師兼医長
- 1999年 同，講師
- 2001年 同大学医学部，助教授（麻酔蘇生学講座）
- 同，教授（麻酔集中治療医学分野）
- 2005年

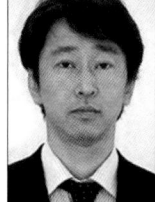

北村 拓朗（きたむら たくろう）
- 1994年 産業医科大学卒業　同大学耳鼻咽喉科入局
- 2000年 熊本労災病院耳鼻咽喉科
- 2001年 産業医科大学耳鼻咽喉科，助教
- 2011年 滋賀医科大学睡眠学講座，特任助教
- 2013年 産業医科大学若松病院耳鼻咽喉科，診療科長
- 2014年 同，講師
- 2016年 同，准教授

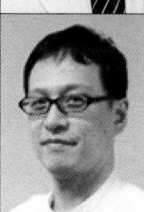

中山 秀章（なかやま ひであき）
- 1990年 新潟大学卒業
- 1992年 同大学第二内科入局
- 1995〜97年 昭和大学第二生理特別研究生
- 1999〜2001年 米国ウィスコンシン大学留学
- 2006年 新潟大学第二内科，助手
- 2010年 同，講師
- 2013年 東京医科大学病院呼吸器内科，准教授

加藤 久美（かとう くみ）
- 1995年 富山医科薬科大学（現富山大学）卒業　大阪医科大学小児科学教室入局
- 2003年 同大学大学院医学系研究科生体統合医学小児発達医学博士課程修了
- 2007年 同大学大学院医学系研究科　子どものこころの分子統御機構研究センター，特任助教
- 2009年 太田総合病院記念研究所附属睡眠診療所太田睡眠科学センター，医長
- 2010年 大阪医科大学連合大学院小児発達医学，招聘教員

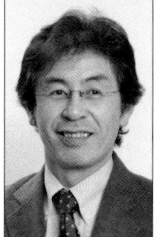

坂根 直樹（さかね なおき）
- 1989年 自治医科大学卒業　京都府立医科大学第一内科入局
- 1991年 大江町国保大江病院
- 1993年 弥栄町国保病院
- 1994年 綾部市立病院（内分泌科）
- 1998年 大宮町国保直営大宮診療所
- 2001年 神戸大学大学院医学系研究科分子疫学分野（旧衛生学），助手
- 2003年 独立行政法人国立病院機構京都医療センター（旧国立京都病院）臨床研究センター予防医学室，室長

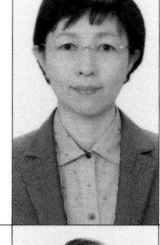

西山 彰子（にしやま あきこ）
- 1987年 京都府立医科大学卒業　同大学耳鼻咽喉科入局
- 1992年 同，助手
- 1994〜2008年 愛生会山科病院耳鼻咽喉科
- 2008年〜現在 耳鼻咽喉科西山大津市民病院耳鼻咽喉科等で非常勤勤務
- 2009〜13年 近江草津徳洲会病院睡眠外来（滋賀医科大学睡眠講座サテライト）にて研修
- 2013年〜 近江草津徳洲会病院睡眠外来（非常勤）
- 2015年 日本睡眠学会認定医

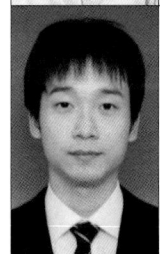

加藤 隆生（かとう たかお）
- 2009年 北里大学卒業　順天堂大学医学部附属順天堂医院，初期臨床研修医
- 2011年 同医院循環器内科学講座入局
- 2013年 同大学大学院医学研究科循環器内科学講座，大学院生

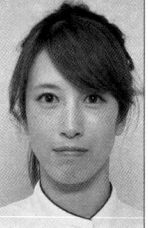

相楽 愛子（さがら あいこ）
- 2000年 天理医学技術学校卒業　医療法人清仁会洛西シミズ病院検査科
- 2006〜07年 オーストラリア留学
- 2007年 宇治徳洲会病院検査科

宮崎 総一郎（みやざき そういちろう）
- 1979年 秋田大学卒業
- 1985年 同大学大学院修了
- 1988年 西ドイツ，ヘファタ神経病院留学
- 1989年 米国，ディコネス睡眠センター留学
- 1998年 秋田大学耳鼻咽喉科，助教授
- 2004年 滋賀医科大学睡眠学講座，教授
- 2016年 中部大学生命健康科学研究所，特任教授

CONTENTS

睡眠時無呼吸症候群における CPAP の正しい使い方

CPAP 導入のポイント
―医師の立場から ……………………………………………… 安達　美佳ほか　1

CPAP が OSA 治療の第一選択となり，治療の目標はアドヒアランス向上となった．また，Auto CPAP が容認されつつあり，圧設定やフォローアップも変化した．

閉塞性睡眠時無呼吸症候群に対する CPAP 導入のポイント
―技師の立場から ……………………………………………… 相楽　愛子ほか　8

CPAP 使用継続率を向上させるため，初診時から CPAP 使用時のトラブル改善対策やマスクフィッティングまで，CPAP 導入のポイントについて技師の立場から考える．

耳鼻咽喉科診療所における CPAP 管理のポイント ……………… 菊池　　淳　14

耳鼻咽喉科診療所における CPAP 治療の要点を述べる．睡眠時呼吸障害に対する治療選択の方法，CPAP 再来時の診察の要点，未受診の対策，不眠時の対応などをまとめた．

CPAP 患者への睡眠指導 ……………………………………… 北村　拓朗ほか　21

CPAP 治療を継続させるためには，患者の心理学的要因にも配慮した指導介入が必要である．本稿では CPAP アドヒアランス改善のための睡眠衛生指導について概説した．

CPAP と鼻治療 ………………………………………………… 中田　誠一　29

鼻閉は CPAP コンプライアンスを悪くさせる主原因であり，鼻手術治療を行うことは鼻閉患者の CPAP コンプライアンスを改善させることに非常に有意義である．

周術期の CPAP 管理 …………………………………………… 稲垣　喜三　37

手術患者の 40％ 近くが顕在性あるいは潜在性の睡眠時無呼吸を合併しているので，術前での OSA 患者の識別と術後の合併症低減のための CPAP 療法の適応が重要である．

編集企画／宮崎総一郎
中部大学生命健康科学研究所
特任教授

Monthly Book ENTONI No. 191/2016. 4 目次

編集主幹／本庄　巖　　市川銀一郎

CPAP 患者への減量指導のポイント ……………………………… 坂根　直樹　46
肥満を伴う CPAP 患者に対して，動機づけ面接や行動科学的な手法を用いて減量指導を行うことで，インスリン抵抗性や脂質異常値の改善が期待される．

小児への CPAP 治療 ……………………………………………… 加藤　久美ほか　54
小児で CPAP を選択するのは複雑な基礎疾患や肥満のケースであるため，導入方法の工夫が不可欠である．小児の CPAP に最も重要なことは，養育者や児への教育である．

高齢者の CPAP 治療の適応と問題点 ………………………… 西山　彰子ほか　59
高齢者の CPAP 治療は，年齢で一律に方針を決めるのではなく，個々の病態によって適応を考えるべきである．

心不全の CPAP 治療 ……………………………………………… 加藤　隆生ほか　71
睡眠呼吸障害は慢性心不全の悪化に関連するが，CPAP は多くの OSA，約半数の CSA で効果的である．ただし ASV がむしろ有害である可能性も示されており注意が必要である．

神経筋疾患と CPAP 治療 ………………………………………… 中山　秀章　80
神経筋疾患の睡眠呼吸障害は，多様であり，多職種でのチーム医療の取り組みが望ましい．突然死があり，原病の悪化に伴う影響もあり，倫理的な側面への配慮も重要である．

Key Words Index ……………………………… 前付 2
Writers File …………………………………… 前付 3
FAX 専用注文書 ……………………………… 91
FAX 住所変更届け …………………………… 92
バックナンバー在庫一覧 ……………………… 93
Monthly Book ENTONI 次号予告 …………… 94

【ENTONI®（エントーニ）】
ENTONI とは「ENT」（英語の ear, nose and throat：耳鼻咽喉科）にイタリア語の接尾辞 ONE の複数形を表す ONI をつけ，耳鼻咽喉科領域を専門とする人々を示す造語．

耳鼻咽喉科 漢方処方ベストマッチ

編集企画　渡辺行雄（富山大学名誉教授）

MB ENTONI No. 185　2015年10月増大号　定価4,800円＋税

耳鼻咽喉科医が日常の診療にて必要とする漢方処方を網羅！！
漢方処方をされていない先生方でも親しめるよう、分かりやすく実際の処方例を中心に紹介！！

CONTENTS

小児反復性中耳炎	丸山裕美子
低音障害型感音難聴	真鍋　恭弘
耳　鳴	齋藤　晶ほか
耳管開放症に対する第1選択薬としての補中益気湯の有効性	竹越　哲男ほか
めまい	渡辺　行雄
慢性副鼻腔炎	稲葉　博司
アレルギー性鼻炎	荻野　敏
嗅覚障害	三輪　高喜
舌痛症	藤吉　達也
口腔乾燥症	五島　史行
咽喉頭異常感症	山際　幹和
閉塞性睡眠時無呼吸症候群と漢方治療	秋定　健
喉頭肉芽腫に対する漢方治療―六君子湯の使用経験―	和田倫之助
胃食道逆流症：何を目指して治療すべきか？　―重症喉頭痙攣，乾性咳嗽の1症例よりの考察―	三枝　英人
音声障害	望月　隆一
慢性咳嗽	内藤　健晴
悪性腫瘍治療の副障害と漢方	室野　重之ほか

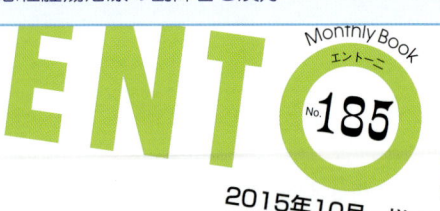

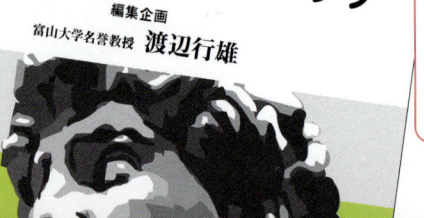

❶ 処方頻度の高い漢方薬を網羅！
❷ 各専門分野の豪華な執筆陣！
❸ すぐに使える実践書！

（株）全日本病院出版会
〒113-0033　東京都文京区本郷 3-16-4
Tel （03）5689-5989　　Fax （03）5689-8030
おもとめはお近くの書店または弊社ホームページ
（http://www.zenniti.com）まで！！

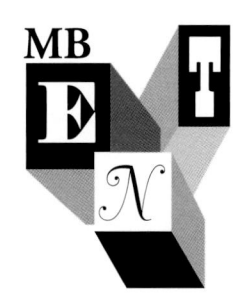

◆特集・睡眠時無呼吸症候群におけるCPAPの正しい使い方

CPAP導入のポイント
—医師の立場から

安達美佳[*1]　鈴木雅明[*2]

Abstract　成人の閉塞性睡眠時無呼吸に対しCPAPは，エビデンスに基づく保存的治療の第一選択として広く処方されるようになった．これに伴い，閉塞性睡眠時無呼吸の治療は，治療法の選択からCPAPの継続性の向上が課題になった．また，診断・治療機器の性能の向上，早期治療開始の必要性，医療経済的な理由などからauto CPAPによる治療が容認されつつある．
　CPAP治療の継続性の向上には，長期生命予後と睡眠の質の改善を目的とする治療であることを十分に説明し，CPAPの機器特性を理解した圧設定とフォローアップ，CPAP使用を困難にする合併症への対応が必要である．
　上気道を専門とする耳鼻科医が，十分な知識をもってCPAP治療導入を行うことは，継続を妨げる合併症への対応だけでなく，CPAP継続困難者への対応も可能となり意味のあることと考える．具体的な処方の流れと，auto CPAPを使用した通院での圧設定について概説する．

Key words　閉塞性睡眠時無呼吸(obstructive sleep apnea)，持続陽圧呼吸(continuous positive airway pressure；CPAP)，自動圧調節式CPAP(auto CPAP)，継続性(adherence)，圧設定(titration)

はじめに

　現在，持続陽圧呼吸(continuous positive airway pressure；CPAP)の使用は最も確実性が高く，即効性のある成人の閉塞性睡眠時無呼吸(obstructive sleep apnea；OSA)治療として，広く認知されている．1998年に保険収載となって以来，CPAP治療が広く一般に行われるようになり，治療を取り巻く状況は大きく変化してきた．

　第一には，CPAPの長期治療効果のエビデンスが明らかとなり，日本の保険医療に沿った治療ガイドライン[1]等が発表され，治療法の選択が明確となったことが挙げられる．

　OSAの治療をめぐる論点は，CPAPを選択するか，耳鼻咽喉科的手術など治療を選択するかという視点から，CPAPの継続性(アドヒアランス)を向上させるための方策に向かっている．

　第二には，CPAP内に記録された情報を使用したauto CPAPによる治療の容認である．CPAP治療は，旧来の米国の推奨基準に従った形で，終夜睡眠ポリグラフ(polysomnography；PSG)下の厳密な圧設定を前提としたCPAP処方が推奨されていた．今後，2014年に発表された睡眠障害国際分類第3版(ICSD3rd)[2]でPSGを用いない携帯装置による検査・診断が明記されたことと相まって，在宅簡易検査(日本ではすでに簡易検査AHI≧40/hrでCPAP保険処方が可能)，Auto CPAP処方の流れが確立されるとともに，従来のPSGおよびPSG下圧設定が必要な症例との振るい分けが明確化されていくと思われる．

　今までも，PSG施行可能施設の絶対的な不足などから，PSG下での圧設定を行わずauto CPAP

[*1] Adachi Mika，〒980-8574　宮城県仙台市青葉区星陵町1-1　東北大学病院耳鼻咽喉・頭頸部外科／〒981-8501　仙台市青葉区堤町3-16-1　JCHO仙台病院耳鼻咽喉科
[*2] Suzuki Masaaki，〒299-0111　千葉県市原市姉崎3426-3　帝京大学ちば総合医療センター耳鼻咽喉科，教授

が処方されていることも多かった．auto CPAP の技術進化に伴い，より現実的な方向へ向かったともいえる．しかし，一見，簡単になった CPAP 処方だが，改めて CPAP 機器・治療に対する知識が問われることにもなった．

OSA 治療が内科的合併症の治療と予後改善，睡眠の質の改善を目的とするため，内科系の医療施設で処方されることも多いと思われる．しかし，CPAP 装用時の上気道のトラブルを明視下に診察可能で，かつ外科的治療も含めて対応することができ，さらに手術を含め CPAP 以外の治療法を求める患者に対し，閉塞部位の予測や各治療法の適応の有無を判断し，長期的な計画を立て治療を行うことができうるのは耳鼻咽喉科医である．CPAP 処方を行い，フォローアップすることはアドヒアランス向上にも非常に意義があると考える[3]．

本稿では，耳鼻咽喉科を受診した成人 OSA 例へ CPAP を導入する際のポイントを，アドヒアランスの向上を目指した対応・導入初期のフォローアップと，具体的な auto CPAP 処方と注意の2点を中心に，一般病院耳鼻科で OSA 治療にあたる立場から，経験的な知見も含め概説する．

CPAP の導入

「日中の傾眠傾向が強いこと」「重症度が高いこと」「自覚的な改善効果があること」などが良好なアドヒアランスを得られる可能性が高い要素として報告されているが，総括すると，装用や通院，金銭的なことを含めての患者の感じる負担感と，治療によって改善されたと感じる利益感のバランスで考えるとわかりやすい[4]．また，導入早期に CPAP 治療を受容できた場合は，その後のアドヒアランスもよいことが知られている[5,6]．

耳鼻咽喉科に「いびき」で初診する患者には，OSA の病識が欠如していたり，病識はあるものの手術などの CPAP 以外の治療を期待して受診する場合も含まれる．実際には，ほとんどの症例が OSA と診断され，CPAP 処方が第一選択となる．

これらの患者に保険診療上の基準や各学会ガイドラインの示す無呼吸低呼吸指数（apnea hypopnea index；AHI）の数値で重症度を分類し機械的に CPAP を処方しても，その病態と治療法を十分に理解できていない患者は CPAP や OSA 治療に不信感，不安感を抱きかねない．

アドヒアランス向上には，CPAP の必要性を十分に理解させ，導入早期に患者の感じるストレスや負担感，CPAP 使用中の不快感を軽減し，治療効果を実感してもらうかがカギとなる．

1．初診時

スクリーニング検査（在宅簡易検査）を行う前に，重症であった場合は CPAP の治療が勧められることを含め，予想される病態と治療法について簡単に説明しておく．

耳鼻咽喉科的治療を期待して受診した患者に対しても，CPAP を含む治療介入，PSG 検査が進めやすい．

いびきや無呼吸の訴えだけでなく，眠気の有無，OSA に付随すると予測される症状（起床時頭痛・頭重感，口渇，夜間頻尿など）も確認する．

同時に，耳鼻科的検査として，耳鼻科領域の視診，鼻腔通気度，副鼻腔 X 線撮影，セファログラム用の規格撮影，鼻咽腔・喉頭内視鏡検査，アレルギー検査などを行っておく．

2．CPAP 処方時

CPAP 治療の必要性だけでなく，症例によっては耳鼻咽喉科医ならではの長期的な治療の可能性も説明する．

1）検査後，CPAP 処方を決定した場合は，AHI などの数値だけではなく，体にどのような変化が起きているのか，必要に応じて PSG もしくは簡易検査の原波形をみせながら具体的に説明する．

過去の報告から，OSA 患者では種々の合併症により生命予後が不良であること[7,8]，交通事故の可能性が高く危険であることなどを伝え[9,10]，さらにこれらの合併症は CPAP を継続すれば OSA

がない人と同じ予後が得られる可能性が高く危険を回避できること[8)10)]など具体的な数値を挙げて，説明する．

2）耳鼻咽喉科的検査と診察の結果を総合し，CPAP 以外の治療法である口内装置や手術治療の特徴も伝えたうえで，治療効果の面から CPAP を勧めることを伝える．受容し難い患者にも，CPAP の機器を実際にみていただき，まずは試みてほしいとお願いしている．最終的には患者に決定を委ねている．

3）CPAP での治療には，1ヶ月に1回の通院が保険診療上，必要であることと，合併症を予防するためには使用状況を受診時に確認することは大切であることを理解してもらい，1回の受診費用も伝える．さらに，月1回の通院が負担にならないように，希望があれば安定した使用が可能になった時点で，通院しやすいクリニック（他疾患で通院中の内科や耳鼻科のクリニックであることが多い）に紹介できる可能性があることを伝える．

4）鼻腔通気度不良や扁桃肥大合併など，CPAP の装用困難が予想される場合，全身状態を考え CPAP を先行処方し，CPAP 継続使用が困難な場合は手術も計画すると説明する．

鼻腔通気度に関しては，CPAP 使用のカットオフ値が報告されている[11)]が，鼻閉があっても継続使用可能なことも多く，術後の管理も考えて CPAP の処方を先行させている．

5）鼻腔，咽頭口腔の手術，口内装置や顎手術，減量などを単独，もしくは組み合わせることで OSA の改善，CPAP 離脱の可能性が予想される場合は，あらかじめ患者に伝える．術後の危険性回避のため CPAP を先行処方してから手術の計画を立てる，肥満がある場合は，CPAP を使用しながら減量し手術を計画するなど，各患者ごとに，それぞれの状態に沿った長期的な治療計画の説明が必要である．

3．CPAP 機器とマスクの選択

日本国内で処方可能な CPAP 機器は複数存在する．マスクも同様であり，それぞれ特徴がある．医療者自身が CPAP 機器の特徴を十分に理解し[12)13)]，CPAP 合併症や処方圧変更，処方機器変更に対応できるようにしておく必要がある．

1）機器やマスクを変更することにより継続使用可能になることも多いので，複数社の製品が使用できるように契約しておくほうが良い．当院では，CPAP は常時3機種の処方を可能にしている．

患者は，CPAP 機種は選択できない，または，CPAP 治療は診療契約ではなく業者との契約と誤解し，同一料金で機種変更は難しいと考えていることがある．使用感が悪い時は，随時，変更が可能であることを伝える．また，医療者側の判断で変更することもあると伝える．

2）慣れるまで時間がかかることがあるので，まず試みてみてほしいことを伝え，機器を設定し渡す．

3）圧設定は外来で調節していく必要がある．使用状況によっては，入院検査，圧設定が必要になることを伝えておく．

4．auto CPAP と圧設定

PSG 検査可能施設の圧倒的な不足とこれに伴う治療開始の遅れ，さらに医療経済的側面と，auto CPAP の技術進化が相まって，PSG 下の圧設定を行わずに auto CPAP の治療を開始することが容認されつつある．今のところ，PSG 下の圧設定を行わず auto CPAP を処方するための標準的な手順に定まったものはないが，いずれ明らかになっていくものと思われる．

現状では，処方時の圧設定は各施設が経験的に下限圧 4 cmH$_2$O，上限圧 16 cmH$_2$O 程度に設定し初期処方していることが多いようである．OSAの重症度や顎顔面形態や肥満の有無などで，経験的に初期処方圧を変えることもある．その後，外来受診時に，患者の訴えやアドヒアランスレポート，フローパターン，圧レスポンス記録などを参考にしながら調節する．特に供給圧の変動と呼吸イベントを指標にする場合が多いと思われる．

auto CPAP の性能は向上したが，CPAP 機器の

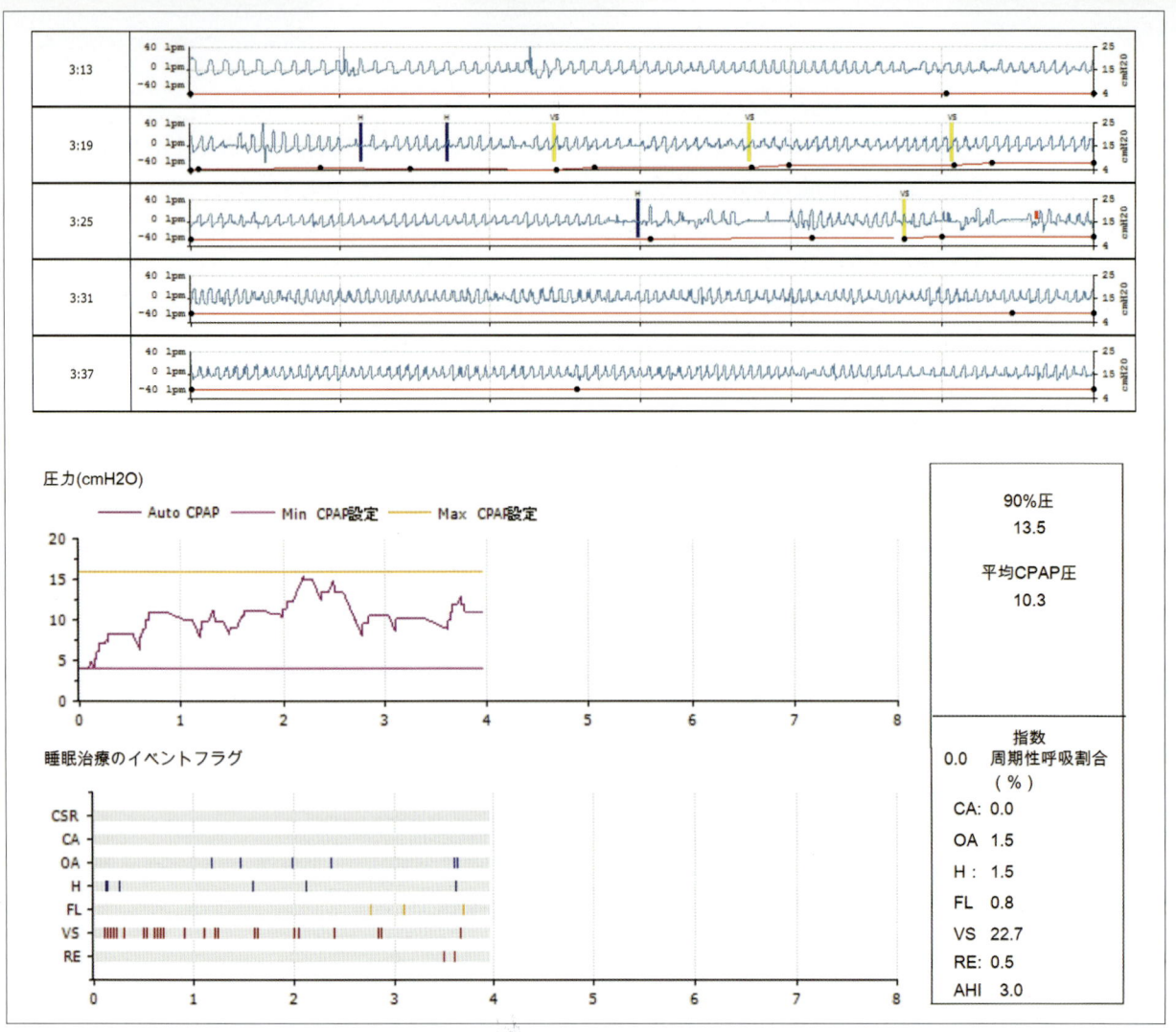

図 1. auto CPAP のフローパターンと圧レスポンス，圧力推移，CPAP 感知イベントの記録
51 歳，男性．AHI 68.6/hr，auto CPAP（最低圧 4 cmH2O，最高圧 16 cmH2O）処方，CPAP が低呼吸（H），いびき（VS）を感知し圧は徐々に上昇し，イベントが消失している．圧力推移のグラフには CPAP が呼吸イベント判定のするためのパルス圧が矩形に記録されている．平均圧 10.3 cmH2O，90％圧 13.6 cmH2O，残存 AHI 3.0/hr，使用時間約 4 時間（EncorePro2（Phillips Respironics, Inc.））

　記録データから圧を設定する方法にはいくつかの盲点があるので，注意が必要である．
　一つはアドヒアランスレポートを含む，CPAP 機器からの出力データの信頼性の問題である．
　CPAP 使用中の記録データはメモリデバイスに記録されている．機種ごとに出力できるデータは多少異なるが，使用時間，圧変動，リークの記録の他に機器独自に解析された呼吸イベントがアドヒアランスレポートに出力される．機種間でデータの定義や名称が統一されておらず，また，機種ごとに圧変動アルゴリズムやマスクリークの許容量が異なるため，その確実性も今後検証が必要と考えられる[14]．機種によっては確認できるフローパターンや圧レスポンスの記録は，機種に影響されない生のデータであり，圧設定の参考に重要である（図1）．
　二つ目は，auto CPAP がかかえる独自の問題がある．auto CPAP のイベントの感知システムと圧変化のアルゴリズムの進化により，圧の上昇刺激で覚醒してしまう，圧上昇に時間がかかり十分な治療効果が得られない，圧が上昇しすぎて中枢性無呼吸を誘発してしまうなどの auto CPAP 独特

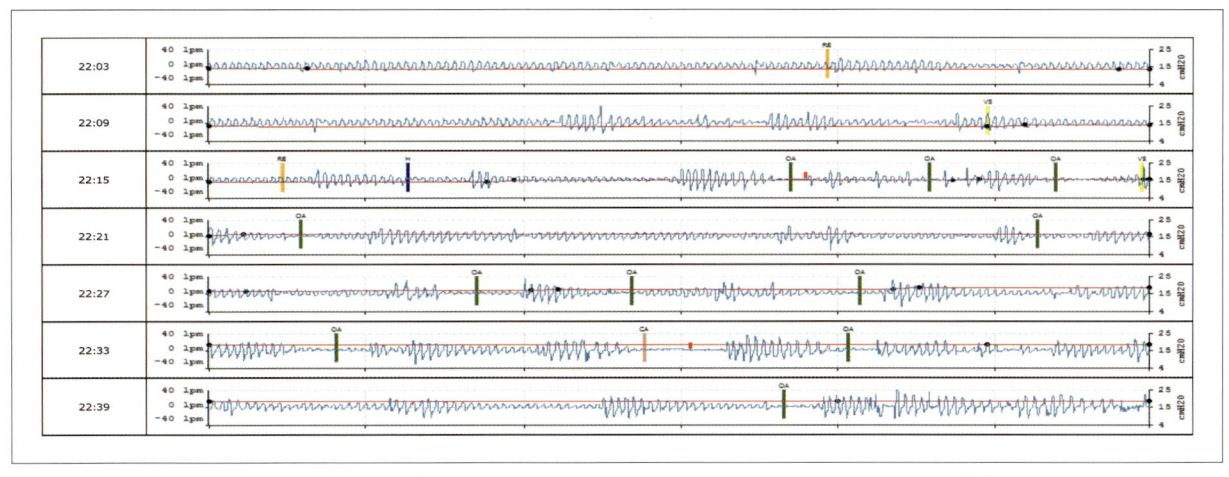

図 2. イベント消失が困難であった例のフローパターンと圧レスポンスの記録
58 歳, 男性. AHI 60.5/hr(閉塞性イベント 73.3％), BMI 44.6, auto CPAP(最低圧 6 cmH₂O, 最高圧 20 cmH₂O)処方, 流量波形減弱が繰り返されるが CPAP の圧が十分上昇せず(CPAP は一部を中枢性無呼吸(CA)と判定), 必要圧が得られない時間帯が長時間出現. アドヒアランスレポート上の残存 AHI は 12.5/hr. 後日, PSG 下に圧設定を行い, 18 cmH₂O 固定圧 CPAP に変更. レポート上の残存 AHI は 2/hr 以下となった(EncorePro2(Phillips Respironics, Inc.))

の問題点は大きく改善されたが, 全く生じないわけではない. CPAP のアルゴリズムにあわず無呼吸が残存するなどの問題が, 前述の CPAP 記録データから確認できることがある(図2).

CPAP 処方圧などを変更しながら外来で調整を続けるが, 一般耳鼻咽喉科での CPAP 処方の場合は限界がある. アドヒアランスレポートの数値上で治療効果が十分得られていない可能性がある, 数値上は治療効果が得られているが眠気が残る, 短時間で覚醒してしまうなどの症例は, OSA 以外の睡眠障害や呼吸障害が存在している可能性も否定できない. このような場合は, 専門施設に CPAP 処方を依頼しても良いと思われる.

5. ホース, フィルター, 加温加湿器の管理

CPAP は不具合が生じた場合は, 人体に影響を及ぼす高度管理医療機器である. 日本では CPAP を処方する医師に注意義務が発生する. 主たるものは, カビによる加湿器肺, 咳喘息などの合併症予防である.

CPAP ホースは, 毎週 1 回は水道水で洗浄し縦干し乾燥させること, フィルターは真菌, ダニ等を吸着するため, 点検, 清掃, 定期交換を行う必要があることなどの指導が必要である. 最近, 加温加湿器一体型 CPAP の処方が増えている. 加湿器使用時は ① 加湿器内の水は毎朝捨てる, 加水して使わない, ② 毎朝チェンバーを洗う, ③ チェンバーを空にして送風し, 回路を乾かすことの 3 点が重要となる. いずれにしても業者まかせとはせず, 医師も指導を行うことが問われる.

フォローアップと合併症への対応

処方当初の頻回なフォローアップがその後のアドヒアランスを向上させると米国から報告され, 近年は米国でも CPAP ユーザーをフォローアップし, アドヒアランスが要求されるようになってきている. 日本では保険診療上月 1 回の診療義務を生かし対応するのが良いと思われる.

1) CPAP 処方後, 初回の外来受診は 2 週間以内(保険診療ルール上では月初めに処方した場合, 最長約 12 週間後に初回再来が可能である)を目安に, 早めに設定している. メモリカードだけでなく, 機器本体, マスクも持参してもらい, 使用状況を確認する.

患者の使用状況が思わしくない場合や, 不快感が強い場合は, その場で圧変更やマスクの再フィッティング, 加温加湿器の追加, 点鼻薬の処方など状況に応じて行う. 必要時は PSG 下圧設定の予約や, CPAP 使用下での簡易モニター予約, CPAP 機器の変更手続きなどを行い, 可能な限り同日中に対応するようにしている.

表 1. CPAP 合併症と対策

CPAP 合併症	対策
鼻閉	耳鼻科的に原因を精査 （鼻中隔弯曲，肥厚性鼻炎，アレルギー性鼻炎等） 原因疾患治療，入眠前の血管収縮薬点鼻，フルフェイスマスクへの変更 加湿器が有効なことがある
鼻内・咽頭の乾燥	加湿器の装着
皮膚の炎症・圧痕	マスク・ヘッドギアの変更，ピロータイプマスクへの変更
結露	加温式ホース，ホースカバー，布団の中にホースを入れる，室内の加温
呑気・腹満	減圧，固定圧の場合は auto CPAP へ変更
不眠	ランプ機能の設定，圧の再設定，マスク・機器本体の変更，睡眠指導
口からのリーク	鼻閉の有無を確認，フルフェイス含むマスク変更，チンストラップの併用
マスクからのリーク	ヘッドギア・ストラップの調整，マスク変更
騒音	異常なリークの有無を確認，機種変更

（文献 4 より改変）

2）鼻閉はメジャーなトラブルであり，CPAP中止の大きな要因でもある．鼻所見を確認せず抗ヒスタミン薬や血管収縮薬の点鼻が処方されていることがあるが，むしろ鼻内乾燥や薬剤性鼻炎を引き起こしてしまっていることもある．鼻所見，検査所見に基づき，耳鼻科的治療を行うようにする．また，その他の代表的なトラブルと対処法を列挙する（表 1）．

3）OSA の治療は，内科的合併症の治療と予後改善，睡眠の質の改善を目的とすることを十分に理解し，長期的に対応する．睡眠専門の施設や，状況によっては内科，精神科等に紹介することも必要である．

4）希望があった場合は，通いやすい病院に紹介をする．紹介先が現在使用中の CPAP 機種に対応しているか確認のうえ，診断・治療の根拠となった PSG もしくは簡易モニターのデータ，CPAP のアドヒアランスレポートを紹介状と一緒に持参させる．受診は自院最終受診月の翌月に必ず受診するようにしてもらう．CPAP 機器を使用したまま転院する場合は，契約業者にも，自院での処方終了月と翌月からの紹介先を連絡しておく．

現在，JCHO 仙台病院では CPAP を処方した症例の約 7 割を希望するクリニックに紹介している．これにより，CPAP 管理の患者受診数が増加して一般の耳鼻科診療に支障をきたす事態に陥ることなく，また，患者にとっても通院の負担が軽減されアドヒアランス向上に役立っていると考えられる．転院に関しては，紹介側も，各クリニックが対応できる CPAP 機種や，CPAP 診療を行っている医師の勤務日や専門といった情報を収集し，常日頃から情報のやり取りができるネットワークを築いておくことが非常に大事である．

おわりに

CPAP 療法導入の先を見据えた OSA の治療という視点で考えると，耳鼻咽喉科医の果たせる役割は大きい．鼻閉に代表される CPAP 合併症の治療だけではなく，CPAP 導入後に，減量や口内装置，外科的療法で CPAP 離脱の可能性のある症例をピックアップし，CPAP 治療のモチベーションを維持させる，また，必ず生じてしまう CPAP 脱落症例に次の可能性のある治療を提示することができる等は，上気道や顎顔面形態の診察が行える耳鼻咽喉科医が CPAP を導入する大きなポイントになると考えている．

今後，CPAP の性能はますます向上し，在宅簡易モニターで診断，外来で auto CPAP の処方，さらには IT 技術を利用した遠隔医療が一般的になると考えられる．十分な治療効果を得たうえで，さらにアドヒアランス向上させるためには，医師自身が CPAP の機器特性をよく理解し，丁寧に導入をすすめていかなくてはならない．

文 献

1) 百村伸一：循環器病の診断と治療に関するガイドライン（2008-2009年合同研究班報告）循環器領域における睡眠呼吸障害の診断・治療に関するガイドライン．Circ J, **74**：1053-1084, 2010.

2) The International Classification of Sleep Disorders, 3rd ed. Westchester：American Academy of Sleep Medicine, 2014.

3) Tokunaga T, Ninomiya T, Kato Y, et al：Long-term compliance with nasal continuous positive airway pressure therapy for sleep apnea syndrome in an otorhinolaryngological office. Eur Arch Otorhinolaryngol, **270**：2267-2273, 2013.
Summary 鼻閉に対する適切な投薬治療は，CPAP治療に対する満足度を向上し，長期使用を可能にする一因となる．

4) Engleman HM, Wild MR：Improving CPAP use by patients with the sleep apnoea/hypopnea syndrome (SAHS). Sleep Med Reviews, **7**：81-99, 2003.

5) Weaver TE, Kribbs NB, Pack AI, et al：Night-to-night variability in CPAP use over the first three months of treatment. Sleep, **20**：278-283, 1997.
Summary CPAP使用時間で長時間群と短時間群に分けると，使用4日目から両群間のCPAP使用時間に差が生じる．

6) Rosenthal L, Gerhardstein R, Lumly A, et al：CPAP therapy in patients with mild OSA：implementation and treatment outcome. Sleep Med, **1**：215-220, 2000.
Summary CPAP処方の最初の1週間で良好なコンプライアンスが得られた患者は，1年後も継続使用している可能性が高い．

7) He J, Krynger M, Zorick FJ, et al：Mortality in sleep apnea patients：Experience in 385 male patients. Chest, **94**：9-14, 1988.

8) Marin JM, Carrizo SJ, Vincente E, et al：Long-term cardiovascular outcomes in men with obstructive sleep apnea-hypopnea with or without treatment with continuous positive airway pressure：an observational study. Lancet, **365**：1046-1053, 2005.

9) Kodama Y, Nishida Y, Namba K, et al：Elevated risk of motor vehicle accident for male drivers with obstructive sleep apnea syndrome in the Tokyo meoropolitan area. Tohoku J Exp Med, **219**：11-16, 2009.

10) Kreger J, Mesiler N, Lebrum T, et al：Accidents in obstructive sleep apnea patients treated with nasal continuous positive airway pressure：A prospective study. Chest, **112**：1561-1566, 1997.

11) Nakata S, Noda A, Yagi H, et al：Nasal resistance for determinant factor of nasal surgery in CPAP failure patients with obstructive sleep apnea syndrome. Rhinology, **44**：294-299, 2005.

12) 徳永 豊：医療機器としてのCPAPとその仕組み．睡眠医療, **5**：83-89, 2011.

13) 徳永 豊：CPAP両方の最新事情—マネージメント概念の変化に伴う機器の進化と今後の展望—．睡眠医療, **5**：468-675, 2011.
Summary 現行のCPAP，3機種の治療アルゴリズム，ベンチテスト結果を記載．3機種の特徴と使用上の注意を解説．

14) 舛谷仁丸：自動CPAPは診断機器になり得るか？ 睡眠医療, **5**：183-188, 2011.
Summary CPAP機種ごとの内部記録データの出力表示と算出方法の比較．PSGデータとの違いを解説．

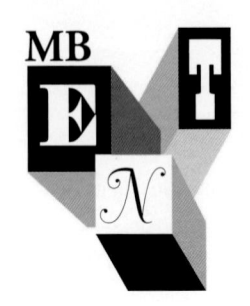

◆特集・睡眠時無呼吸症候群におけるCPAPの正しい使い方

閉塞性睡眠時無呼吸症候群に対するCPAP導入のポイント
―技師の立場から

相楽愛子[*1] 宮崎総一郎[*2]

Abstract CPAP治療継続率は50～80％と低いことが問題として指摘されている．CPAP療法は根治療法ではなく，毎日使用することによって効果を維持することができることをよく説明し，使用率を上げることが重要である．治療継続率を向上させるには，導入時の丁寧な説明がポイントとなる．睡眠時無呼吸症候群の病態や合併症等について理解を得るとともに，マスクフィッティングやポイントを押さえた機器操作の説明がCPAPコンプライアンス向上に大きく関与する．また，CPAP管理者側としては，コンプライアンスレポートの読み方と対処が必要である．

Key words 閉塞性睡眠時無呼吸症候群（obstructive sleep apnea syndrome；OSAS），CPAP，マスクフィッティング，コンプライアンス

はじめに

閉塞性睡眠時無呼吸症候群（obstructive sleep apnea syndrome；OSAS）の国内潜在患者数は約200万人と推定されている．しかし，実際にOSASと診断され治療を受けている患者は20万人程度といわれている．米国のWisconsin Sleep Cohort Studyによると，軽症以上に相当するOSASの有病率は一般人口の1％以上とされており，特に中年期に多く30～60歳の男性で4％，女性では2％前後といわれている[1]．国内では，粥川らが行った一般住民910名を対象とした疫学調査において AHI≧10 の OSAS は男性3.3％，女性0.5％（全体で1.7％）との報告があり[2]，有病率は男性で高く，加齢と関連し，高齢者で高いと考えられる．

なぜOSAS患者に治療の介入が必要か？

OSASは合併症の多い疾患で特にOSAS患者は心血管リスクが高い[3]（図1）．厚生労働省研究班の調査で，睡眠1時間あたりの無呼吸回数（apnea index；AI）が20回以上の場合，5年生存率が84％，8年後には63％まで低下すると報告されている[4]（図2）．

また，合併症の問題だけでなく，睡眠時無呼吸症候群（sleep apnea syndrome；SAS）が関連する交通事故や居眠り運転が原因の交通事故がマスコミ等でも近年多く取り上げられている．

中等度以上のSAS患者の場合，交通事故を起こす頻度はSASでない人に比べて2倍から7倍も高くなるとの報告があり，特に重症SAS患者で有意に事故率が高いことが報告されている[5]．

2014年6月より道路交通法が一部改訂され，重度の眠気を呈する睡眠障害患者に対して免許の保留や効力の停止といった内容も組み込まれ，診断だけでなく，治療効果や治療の継続により，睡眠の質を向上させることが重要となってきた．

初診時の対応

当院では睡眠時無呼吸症候群の症状，合併症，

[*1] Sagara Aiko，〒611-0041 京都府宇治市槇島町石橋145 宇治徳洲会病院検査科
[*2] Miyazaki Soichiro，〒460-0012 愛知県名古屋市中区千代田5-14-22 中部大学名古屋キャンパス 中部大学生命健康科学研究所，特任教授

図 1.
各心血管疾患における睡眠時無呼吸
合併頻度
（文献 3 より）

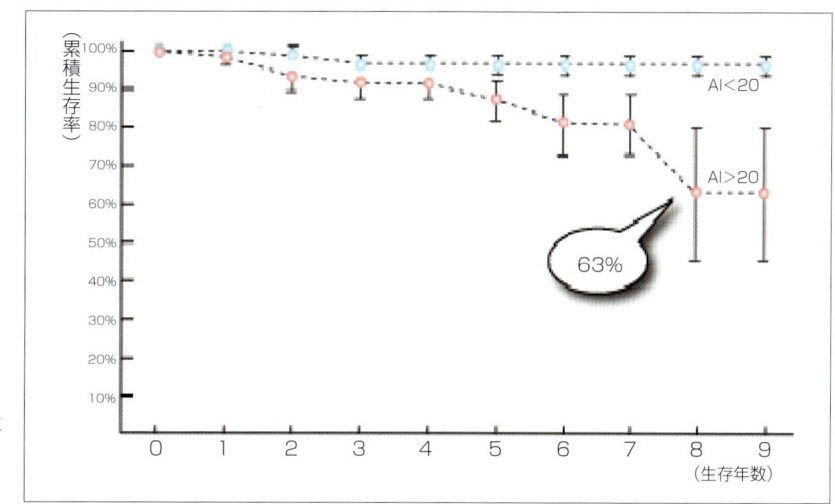

図 2.
SAS 患者における生存率
（文献 4 より）

治療方法について，外来時，当院で作成したパンフレットを配布し，OSAS についてまずは知って頂くために説明を行っている．患者自身が OSAS の病態を理解し病識を持つこと，治療の意味を理解することは今後の治療効果を左右する．また，家族が一緒に外来受診できるようなら家族にも一緒に話を聞いて頂く．家族の協力も，治療の継続やモチベーションを上げるうえでとても重要と考える．

CPAP 導入時

CPAP 治療において，CPAP 導入時の初期対応がその後の長期継続を左右すると考える．導入時には併設された専用ブースにて，操作説明やマスクの着脱，使用感を実際に試して頂く．この際，患者自身が十分理解し納得して治療を受けることが大切である．いきなり頑張るのではなく，3ヶ月くらいかけて CPAP に慣れて頂くようにと説明している．

CPAP 治療を断念するケースは最初の 3ヶ月に多く，この期間の患者との信頼感の構築が今後の継続率に影響すると考えている．

操作説明

導入時には当院で作成した簡易マニュアルを使用し，操作説明を行っている．外来と別の部屋を持つことによりゆっくりと説明の時間を持てることがメリットである．高齢者では機械というだけで難しいイメージを持たれるが，操作が簡便な機械だと印象づけるために実際に触って慣れてもらう．

マスクフィッティングの重要性

マスクは顔にあったサイズやライフスタイルに

表 1. CPAP治療における主なトラブルと対処法

トラブル	対処法
目が乾く	マスクリークの可能性あり，マスク調整が必要
のどが渇く	加温加湿器の使用，マウステープの使用
マスクの音がうるさい	マスクリークの可能性あり，マスク調整が必要
夜中に苦しくて目が覚める	設定圧の調整が必要
治療効果がよくわからない	AHIの改善をよく説明する 睡眠中のトイレ回数の減少，昼間の眠気改善はあるかの問診
いびきがまだうるさいと言われる	圧の調整
結露が気になる	加温チューブの使用，ホース・マスクカバーの使用
胃の膨満感	圧を下げる
寝返りが打ちにくい	スリムチューブの使用，使用機器の位置の見直し チューブを頭方に出す
マスクで皮膚かぶれを起こす	軟膏の使用，フィッティング確認，マスクの変更
鼻が詰まる	耳鼻科紹介，点鼻薬の使用，加温加湿器の使用
鼻が乾いて鼻血が出そう	耳鼻科紹介，軟膏塗布，加温加湿器の使用
眠れない	睡眠衛生指導，睡眠薬の使用を考慮

合わせて選択する．たとえば，眼鏡を使用している方には，マスク使用時にも眼鏡が使用できるスタイルのもの，顔に痕が残るのが気になるなら，痕がつきにくいピロータイプのもの等を推奨する．

マスクフィッティング時には自身で，もしくは家族がマスクを正しく装着できるかを確認する．鏡を見ながら，何度も一緒に練習をすることが大切である．マスク表面が顔に均等にあたるようにし，呼吸をして漏れない程度に軽くフィットするくらいで調整する．強く締めすぎると，頭痛の原因や，鼻根部の潰瘍形成の原因となるので注意を要する．

マスクフィッティングが上手くいけば，次の段階として実際に開始圧で数分間使用してみる．このときマスク装着部からの空気もれに注意し，鼻マスク使用の場合は口をなるべく開けずに使用するよう説明する．どうしても口が空いてしまう場合は口テープの使用や，フルフェイスマスクの使用を考慮する．時間があれば実際に眠る体勢でもう一度位置を調整し，使用感を実際に試してもらうことが大切なポイントと考える．

外来環境

外来は受診しやすい環境を目指している．たとえば仕事をされている方のために夕方診療の導入も行っている．さらに外来診療時にCPAP使用中アンケートを用い，実際の使用感，問題点を診察までに記入して頂き，それをもとに検査技師が専用ブースで改善方法やアドバイスを行っている．その後診察に回すことで患者満足度の向上と外来診察時間の短縮を図っている．専用ブースでは，ゆっくりと患者の話を聴くことにより，アンケートに記入できていなかった問題点や患者の生活環境の情報も知ることができ，より良いアドバイスができると考える．

CPAP導入初期にはマスクフィッティングの問題や鼻腔・口腔の乾燥感など様々な訴えが多く，これらが迅速に解決されないと継続が難しくなる．当院でアンケートに記入されたCPAP治療に関する主なトラブルの内容と解決法を表1に示す．

当院では，専任医師，専任検査技師，専任メディカルクラークでチーム医療を行っている．これにより患者からの不満の改善に素早く対応できるようになった．

図 3.
マスクリークの多かった例
鼻マスクからフルフェイスマスクへと変更後ラージリークは改善された

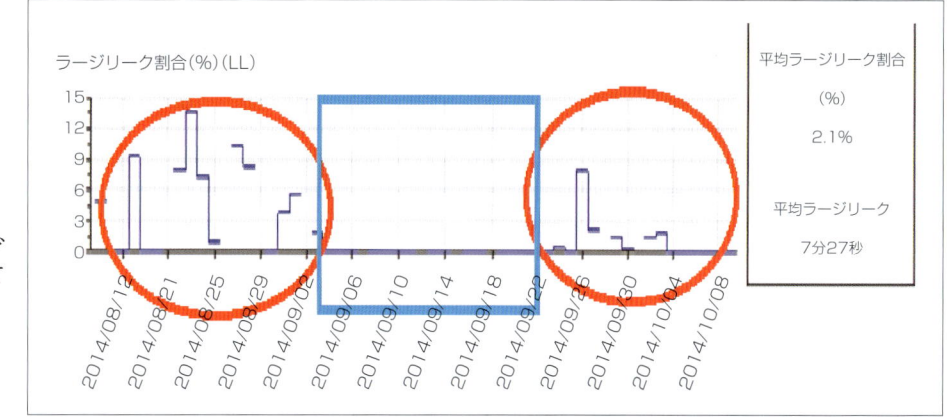

図 4.
マスクリークの多い時と，少ない時が交互に繰り返されていた例
○：古いマスク使用時
□：新しいマスク使用時

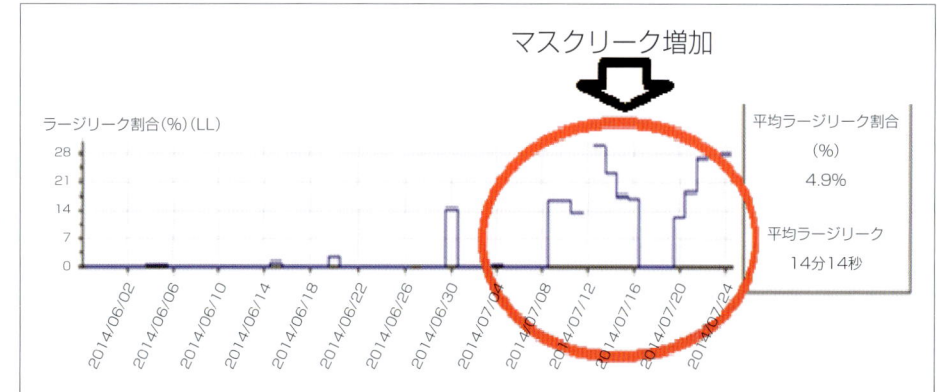

図 5.
マスクリークの急な増加を認めた例
○印でリークの増加あり．専用バンドのマジックテープが劣化していた

　外来では，検査技師として医師への検査結果の解析と報告，CPAP コンプライアンスレポート解析と結果報告，患者への SAS の病識の捕捉，必要な検査の詳しい説明，CPAP 導入説明，CPAP 使用時のトラブル改善対策やマスクフィッティングを行っている．その他，眠りに不満のある患者への簡単な睡眠衛生指導も行い，チーム医療の一員として外来をサポートできるよう心掛けている．

CPAP コンプライアンスレポートの読み方と対処

　実際のレポートを提示しながら解釈と解決方法を下記に示す．

　図 3 はマスクリークが多かった例である．
　減量に伴ない顔面のボリュームが小さくなり，法令線が深くなったのが原因と推測され，ネイザルマスクからフルフェイスマスクへと変更した．マスク変更後ラージリークは改善された．

　図 4 は，マスクリークの多い時と，少ない時が交互に繰り返されていた例である．

　話を聞くと，新しいマスクが届いたが，古いマスクも交互に使用していた．古いマスクの破損やベルトの劣化が考えられたため，新しいマスクの

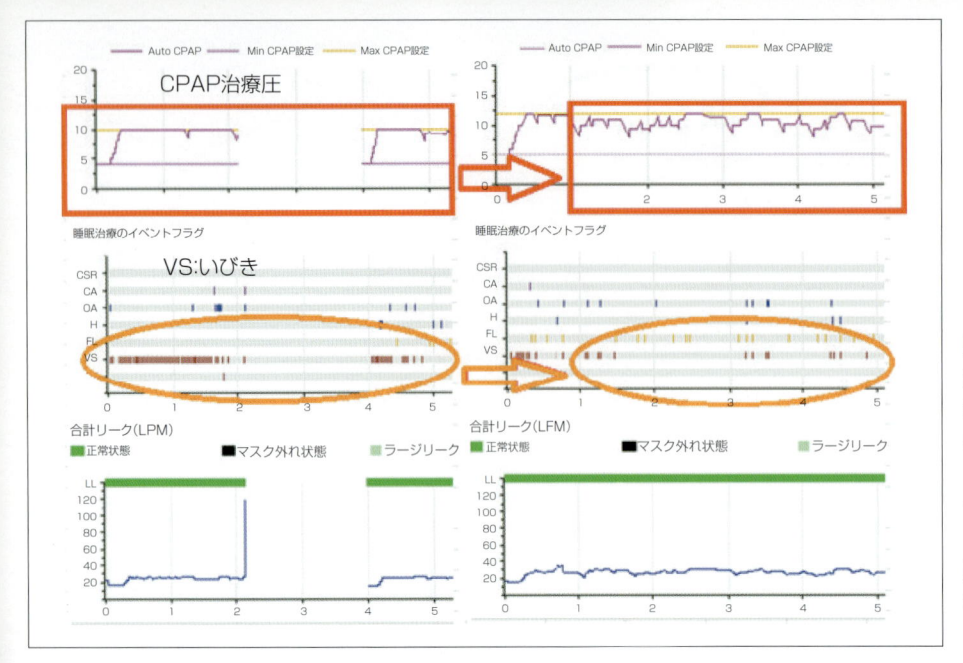

図6.
30代，女性．BMI 36.8，CPAP 導入前 AHI 58.1 回/h
CPAP 設定上限圧を上げることにより，必要な圧を供給することが可能となり，いびきのイベントが減少した
□印：設定圧 cmH₂O
○印：VS いびき

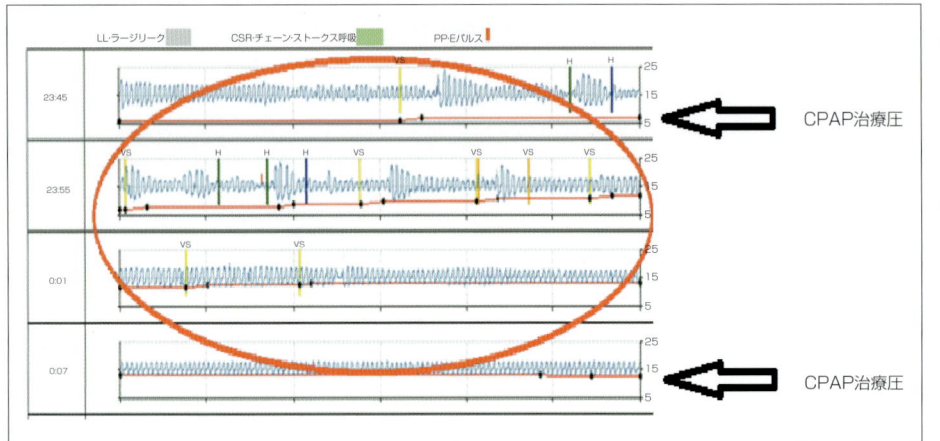

図7.
低圧時にいびきや無呼吸イベントが残存した例（60代，男性．BMI 29.6，CPAP 導入前 AHI 41.5 回/h）
CPAP 治療圧がいびきや呼吸イベントにより徐々に上昇ある程度圧が上昇したところでいびきのイベントがなくなる．実際の波形を確認できるため CPAP タイトレーションに近い評価が可能と考える

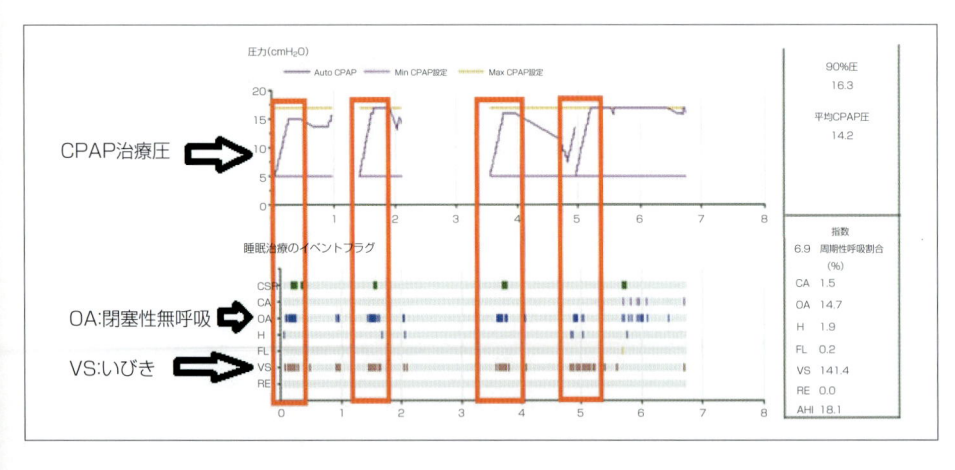

図8.
低圧時にいびきや無呼吸イベントが残存した例（60代，男性．BMI 29.6，CPAP 導入前 AHI 41.5 回/h）
CPAP 治療圧上昇時に無呼吸やいびきのイベントの増加を認める

みを使用するように指導し，改善を認めた．

図5は，マスクリークの急な増加を認めた例である．

マスクを確認したところ専用バンドのマジックテープが劣化していた．

このような現象はマスク洗浄後にマスクの組み立てがうまくできていなかった例でも経験した．

図6はCPAP導入1ヶ月の受診時に，まだ大きないびきをかいていると家族から指摘があった例である．CPAPコンプライアンスレポートを確認するとやはりいびきが残存していた．

設定上限圧でいびきの残存を認めたため，上限圧を3 cmH₂O上げ，13 cmH₂Oに変更し，いびきの改善を認めた．変更後，設定上限圧に頭打ちすることなく設定圧の範囲内で推移し，中途覚醒（途中中断）も認めていない．

図7，8は低圧時にいびきや無呼吸イベントが残存した例である．ある程度圧が上がればイベントは認めない．このような例では設定最小圧を上げる必要がある．また使用機器によりアルゴリズムが違うため，圧の上がりが速いタイプの機器の選択や固定圧の使用も考慮する．

図7では実際に治療中の圧や呼吸を確認することにより，CPAPタイトレーションに近い判断をすることができた（図7はPhilips Respironics REMstar Auto System One）．

図8は使用圧の上昇時にOA（閉塞性無呼吸），VS（いびき）のイベントが多いことがわかる．AutoCPAPを使用しているため，呼吸やいびきのイベントを認めると圧が上昇し，一定期間イベントが消失すると再び減圧をはじめる．しかし減圧時にイベントを再度認め，加えて睡眠の分断を認める．この例では，CPAPタイトレーションを行い，固定圧に設定することで減圧時のイベントの再出現を予防し，かつ睡眠の分断も減らすことができると考える．

おわりに

CPAP治療継続率は50〜80%と低く，治療継続率を向上させるには，患者教育，導入時の初期対応，操作説明，マスクフィッティング，CPAPコンプライアンスレポートの読み方と対処が必要である．また，CPAP療法は根治療法ではなく，毎日使用することによって効果を維持することができることをよく説明し，継続期間だけでなく，使用率を上げ睡眠の質を向上させることが重要である．

参考文献

1) Young T, Palta M, Dempsey J, et al：The occurrence of sleep-disordered breathing among middle-aged adults. N Engl J Med, **328**：1230-1235, 1993.
2) 粥川裕平，岡田 保：閉塞性睡眠時無呼吸症候群の有病率と性差，年齢差．治療学，**30**：55-58, 1986.
3) 循環器領域における睡眠呼吸障害の診断・治療に関するガイドライン．循環器病の診断と治療に関するガイドライン（2008-2009年度合同研究班報告）．Circ j, **74**(Suppl Ⅱ)：pp. 963-1051, 2010.
4) He J, Kryger MH, Zorick FJ, et al：Mortality and apnea index in obstructive sleep apnea-Experience in 385 male patients. Chest, **94**：9-14, 1988.
5) Findley LJ, Unverzagt ME, Suratt PM：Automobile accidents involving patients with obstructive sleep apnea. Am Rev Respir Dis, **138**：337-340, 1998.
6) Findley LJ, Fabrizio M, Thommi G, et al：Severity of sleep apnea and automobile crashes. N Engl J Med, **320**：868-869, 1989.

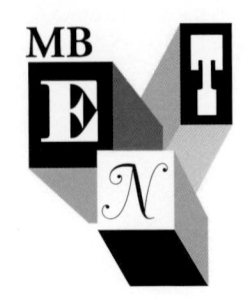

◆特集・睡眠時無呼吸症候群におけるCPAPの正しい使い方

耳鼻咽喉科診療所における CPAP 管理のポイント

菊池 淳*

Abstract 耳鼻咽喉科診療所におけるCPAP治療の要点を述べる．診療所においても，耳鼻咽喉科の特性を生かして形態診断をもとに治療方針を決定することが可能であり，睡眠検査の結果から得られる呼吸障害指数で機械的に治療方針を決めるべきではない．CPAP治療には予防的な側面があり，自覚症状と合併症を含む患者の状態をよく考えた上で，導入を決定することが望ましい．形態診断をもとに治療を選択する過程で，患者の理解が深まり，CPAPの継続率も向上すると考えられる．
　CPAP外来時には睡眠時間や残存REIに加え，睡眠状況を確認する必要がある．鼻閉の有無も必ず確認し，即座に対処する．不眠時には適切な睡眠導入剤を使用してもかまわないが，新しい作用機序の睡眠導入剤が近年発売され，従来の薬剤との使い分けには注意が必要である．

Key words 睡眠時呼吸障害(sleep disordered breathing)，経鼻持続陽圧(CPAP)，耳鼻咽喉科診療所(ENT outpatient clinic)，形態診断(formal examination)，鼻閉(nasal obstruction)，睡眠導入剤(hypnotic)

はじめに

　経鼻持続陽圧(continuous positive airway pressure；CPAP)は，本邦で1998年に保険収載され，爆発的に導入数が増加している．現在では，一般開業医でも科を問わず広く普及している．
　本稿では，耳鼻咽喉科診療所でCPAP治療を行う際の要点を述べる．
　なお，CPAPについての一般的な解説は本誌の他稿で詳しく述べられており，筆者の考える耳鼻咽喉科向けのCPAP治療のポイントは既に他誌[1]に掲載されている．本誌とこの雑誌の読者はほぼ重なっていると考えられるので，同じ内容を述べることは時間と誌面の無駄である．詳しくはこれらを参考にして頂くとして，本稿では対象を耳鼻咽喉科診療所と限定し，また治療対象を成人として述べる．

CPAP導入までの診察

　診療所であっても，形態診断[2,3]が可能である耳鼻咽喉科の特性を活かせば，成人の睡眠時呼吸障害にはほぼ対応できる．具体的な治療方針[4]を図1に示す．
　本邦では，終夜睡眠ポリグラフ(polysomnography；PSG)による無呼吸低呼吸指数(apnea hyponex index；AHI)，簡易検査による呼吸障害指数(respiratory event index；REI)で機械的に治療方針を決められることが多い．これらの診断基準は米国睡眠医学会から発表された報告により決められるが，版が改訂される度に変わっている．この決め方では，診断基準が変わる度に治療方針も変わっていく可能性があるが，形態診断は普遍的なものである．筆者は形態診断をもとに治療方針を決めて[2]おり，この過程で，患者も疾患に対する理解が深まる[5]と考えている．

* Kikuchi Atsushi, 〒796-8002 愛媛県八幡浜市広瀬1-7-12 耳鼻咽喉科菊池医院，院長

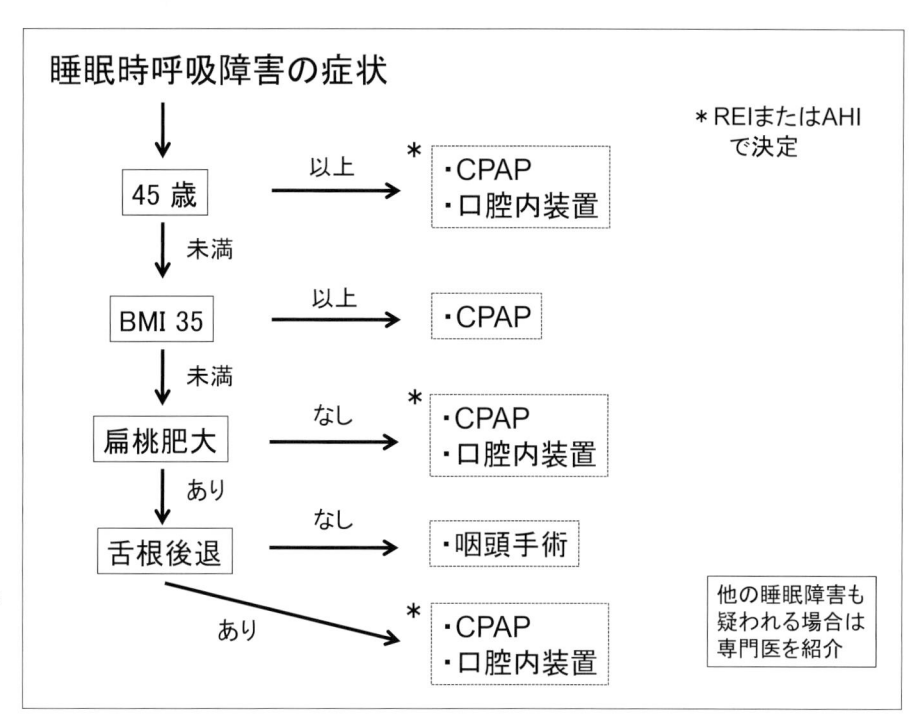

```
睡眠時呼吸障害の症状
        ↓
      45歳  ──以上──→  ・CPAP
        ↓                ・口腔内装置
       未満
        ↓
     BMI 35 ──以上──→  ・CPAP
        ↓
       未満
        ↓
     扁桃肥大 ──なし──→  ・CPAP
        ↓                 ・口腔内装置
       あり
        ↓
     舌根後退 ──なし──→  ・咽頭手術
        ↓
       あり ──────→  ・CPAP
                       ・口腔内装置
```
＊REIまたはAHIで決定

他の睡眠障害も疑われる場合は専門医を紹介

図 1.
診療所における成人の睡眠時呼吸障害に対する対応
（文献4より引用改変）

　睡眠時呼吸障害の診療を進める上で重要な点は，治療方針を考えながら診断を行うことである．筆者は，まず咽頭手術と口腔内装置の適応があるかを検討する．咽頭手術の適応は既に報告[6]している通りで，形態診断の前に，まず年齢と肥満度(body mass index；BMI)で咽頭手術の効果が期待できるか判断できる．上記の報告[6]では，咽頭手術の効果が期待できるのは40歳代までとしているが，診療所は他施設に手術を依頼する立場なので，より安全を期して45歳までを手術適応とするべきであると考えている．また肥満度も咽頭手術の効果を規定する大きな因子である．これも過去の経験から，BMIが35以上の例では改善が見込めないと判断している．

　年齢と肥満度の条件を満たせば，ここから形態診断が始まる．まず扁桃肥大の診断である．咽頭手術の効果は，扁桃肥大の程度が重要な因子であり，本邦の古典的な分類で2度以上あれば咽頭手術の可能性を考える．口腔内からの診察で扁桃肥大を認めても，必ずファイバースコープを用いた診察を行う．これが直ちにできることが，耳鼻咽喉科の最大の特性である．顎顔面形態の診断も治療方針を決める上で極めて重要であり，セファログラムが撮影できると理想的ではあるが，診療所レベルでは現実的ではない．下記に述べるように，ファイバースコープ下の所見で，ある程度は顎顔面形態異常の有無を推測できる．

　まずファイバースコープ下に「いびき音テスト」を行い，咽頭の閉塞パターンを確認[6]する．さらに舌根後退の程度も確認する．いびき音テストで左右型であり，舌根後退が軽度であれば，顎顔面形態の異常はないと考えられ，咽頭手術の良い適応である．患者の希望があれば手術が可能な医療機関に紹介する．口腔内からの診察で扁桃肥大がわかっていても，いびき音テストで全周型の例や舌根後退が強い例は，小顎や下顎後退などの顎顔面形態異常を伴うことが多い．これらは咽頭手術の適応とならないことが多いので，手術以外の治療をすすめるか，患者が手術を希望する場合は睡眠時呼吸障害に精通した耳鼻咽喉科医のいる医療機関に紹介するべきである．

　ここまでの診察の流れで，咽頭手術の適応から外れた例がCPAPまたは口腔内装置の適応である．

　口腔内装置の適応は既に報告[6]しており，良い適応であれば，AHIの程度にかかわらず治療をすすめてもよいと考えている．ここで注意すべきことは，近年筆者らは「咽頭のゆるみ」という診断[7]

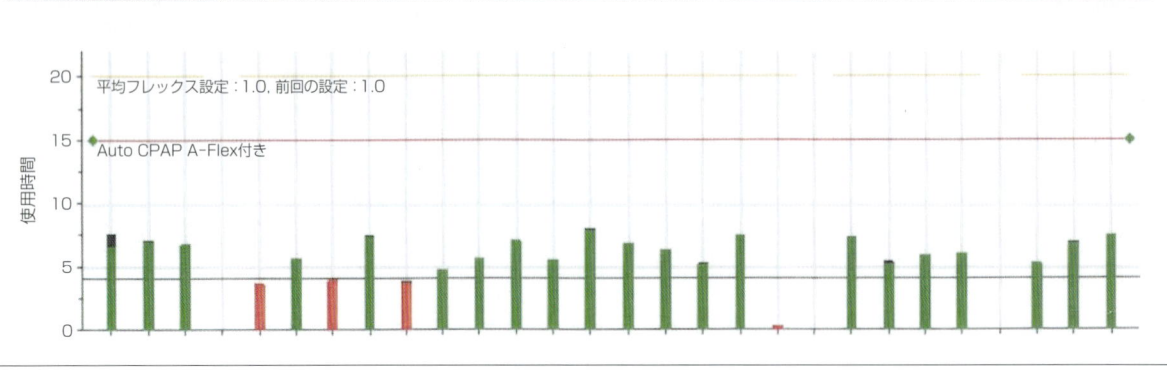

図 2. 7～8 月の使用時間

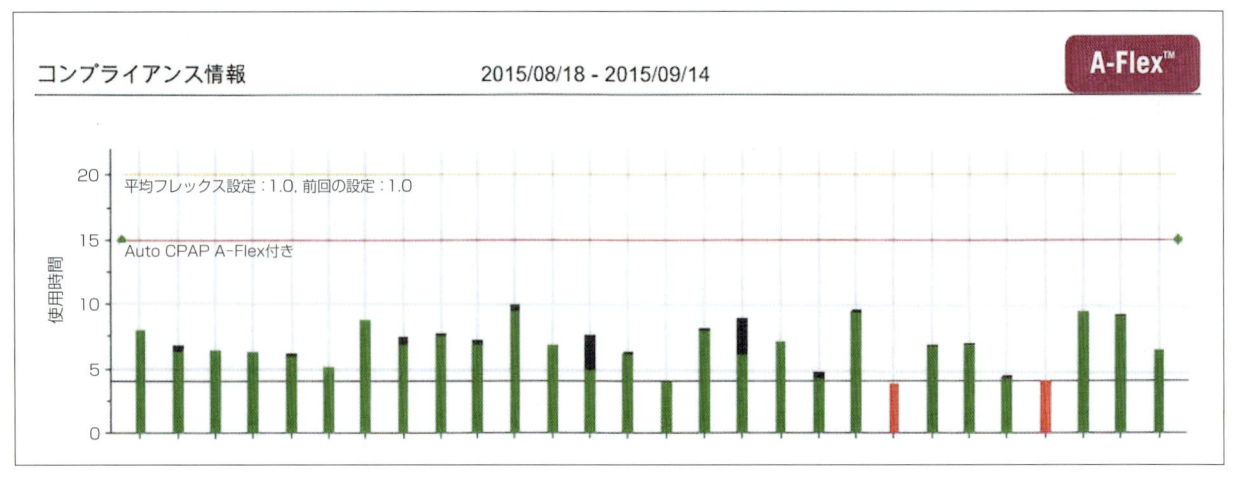

図 3. 8～9 月の使用時間

を提唱しており,「ゆるみ」がある例では口腔内装置の効果は期待できないことである. これはファイバースコープの所見で診断可能なので,「ゆるみ」があれば年齢に関わらず CPAP を導入したほうが良い.

CPAP の導入には,「睡眠時呼吸障害に伴う自覚症状があり, AHI が 20 以上, REI が 40 以上」という本邦の保険上の制約があるので, これに沿って行う必要がある. ここで初めて睡眠検査のデータが必要になる. ここから先の睡眠検査は, 自院で行うか他施設に紹介するかどちらでも良い. 入院のない診療所では簡易検査で診断することになるが, この簡易検査はレンタルでも精度の高い検査が可能である.

いずれにしても, 睡眠検査の結果で得られる REI または AHI の数値をもとに, CPAP の導入を決定する. この一連の診断結果を患者と共有することで, 疾患に対する患者の理解が深まる. こうなれば CPAP 導入は容易であるし, 継続率も高くなると予想される.

CPAP 外来時の診察の要点

1. CPAP 使用状況の確認

CPAP 使用状況は, できるだけ患者が持参するメモリー媒体で確認する. この際の要点は前述の他誌[1]に述べているが, 睡眠時呼吸障害以外の睡眠衛生の指導という意味で, 重要な点を述べる.

69 歳男性で治療前 AHI が 31.6 の睡眠時呼吸障害患者を例に挙げる. この CPAP 使用データを図 2 に示す. この期間(7～8 月)の平均使用時間は 5 時間 48 分で, 期間中の 89.3% 使用しており, 残存する REI は 2.5 とまずまずの使用状況のよ

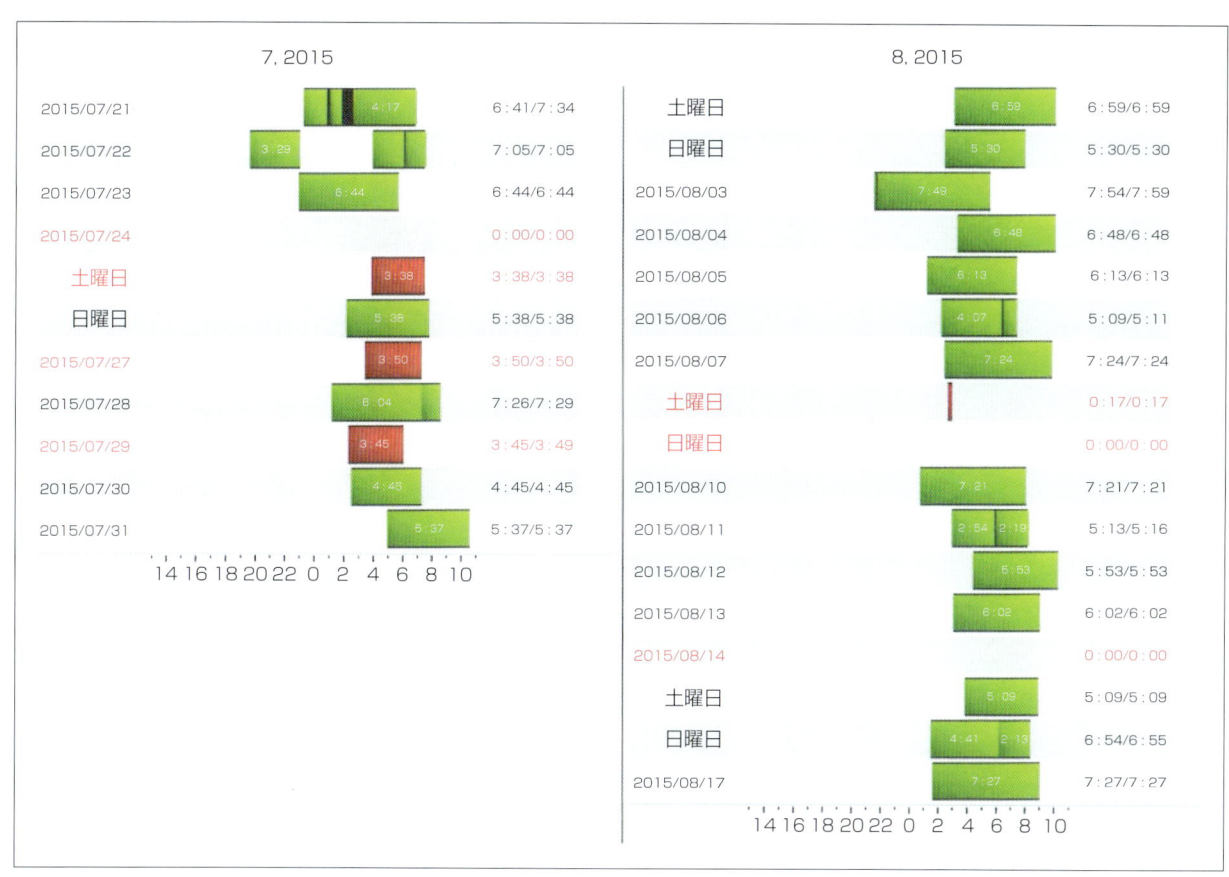

図 4. 7〜8 月の使用状況

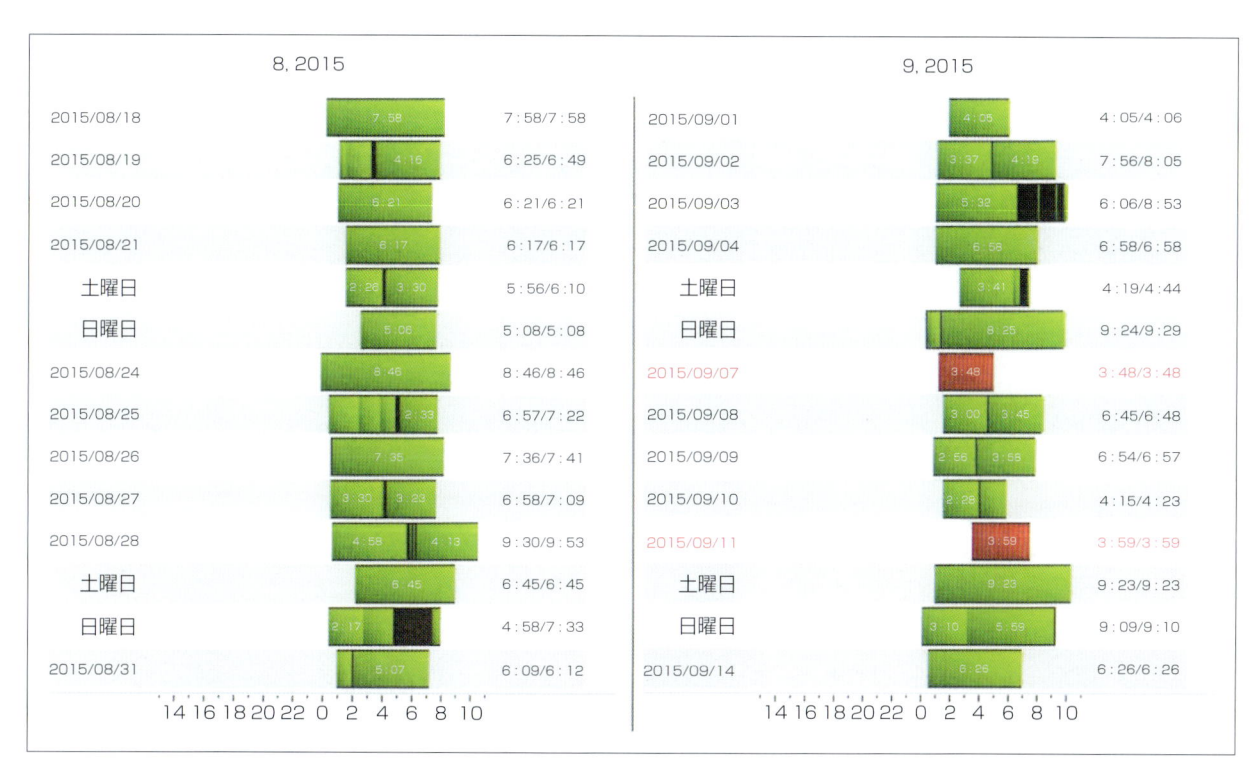

図 5. 8〜9 月の使用状況

表 1. CPAP 使用状況のサマリー

コンプライアンスサマリー

日付範囲	2015/08/18〜2015/09/14(28 日)
装置使用日数	28 日
装置を使用しなかった日数	0 日
装置の使用日数の割合(%)	100.0%
累積使用時間	7 日 17 時間 7 分 14 秒
最大使用時間(1 日)	9 時間 29 分 59 秒
平均使用時間(全期間)	6 時間 36 分 41 秒
平均使用時間(使用日)	6 時間 36 分 41 秒
最小使用時間(1 日)	3 時間 47 分 34 秒
使用時間が 4 時間以上の割合 [%]	92.9%
使用時間が 4 時間以下の割合 [%]	7.1%
稼働時間	8 日 1 時間 12 分 7 秒

Auto CPAP サマリー(Philips Respironics)

Auto CPAP 平均圧	4.9 hPa
Auto CPAP 平均圧の最高値	6.1 hPa
90%の時間を占める圧	6.1 hPa
1 日あたりの平均ラージリーク時間	23 分 41 秒
平均 AHI	2.4

うに思える．しかしこの例は，日中の眠気が強くなり，倦怠感もあると訴えていた．後述する睡眠衛生の指導をして，その翌月(8〜9 月)のデータを図 3 に示す．この期間の平均使用時間は 6 時間 36 分で，全期間で使用できており，残存 REI も 2.4 と良好であった．眠気と倦怠感もほぼ消失していた．図 2, 3 の結果からだと，単純に使用時間と頻度が伸びたから症状が良くなったと考えがちであるが，実際の使用状況を図 4 と 5 に示す．

図 4 でわかるように，この期間は就寝時間が遅く，7 月下旬からはほぼ午前 2 時を過ぎており，また起床時間も遅く，日によってばらつきが大き

かった．筆者が行った睡眠衛生の指導内容は，「起床時間をなるべく一定にすること」と「24 時を目安に就寝すること」の 2 つである．この指導後に睡眠習慣を改めたことで，日中の症状が改善したものと考えられる．特に指導直後の 8 月後半の睡眠状況の改善は顕著である．ただし，このような例は注意しないとまた時間がずれてくるので，引き続き睡眠衛生の指導を行う必要がある．

忙しい耳鼻咽喉科の外来では，表 1 のようなサマリーだけ目を通して終わることもあろうが，医師の側も，できるだけ図 4, 5 のような実際の使用状況を確認する習慣をつけるべきである．

CPAP を続けさせるコツに「患者をほめて伸ばす」という意見があるが，特に問題なく使用できている例ではそれでかまわないと思う．しかし，何らかの問題がある場合は，それに対する具体的な案を医療者側が提示できなければ，治療が中断してしまう恐れがあることを肝に銘じるべきである．

2．鼻閉対策

鼻閉は CPAP 中止の大きな要因なので，耳鼻咽喉科の特性を活かして，再来時に鼻内の診察は行うべきである．詳しくは他稿に述べられているが，特に鼻内乾燥は鼻閉の原因として多いので，見逃すことがないように注意すべきである．CPAP に加湿器を付けるだけで改善することが多い．図 6 に加湿器装着による鼻内の変化を示す．症例は 59 歳男性(AHI 57.0)である．他医で CPAP を導入されたが，鼻閉で使えないとの訴えで紹介された．初診時は鼻内に痂皮が付着してお

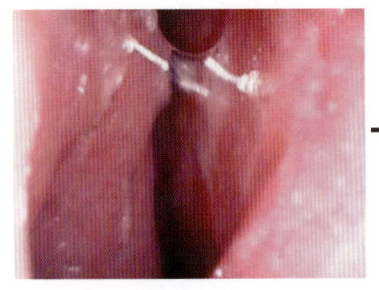

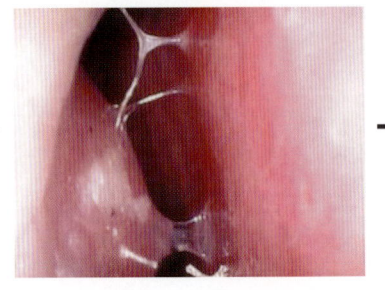

図 6. 加湿器による鼻内所見の改善
（文献 8 より引用改変）

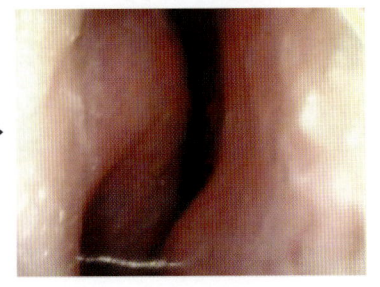

り，両鼻閉感を訴えていた．CPAP に加湿器を装着しただけで，1ヶ月後には CPAP 使用状況が改善し，2ヶ月後にはほぼ正常の鼻腔となり，更に使用状況は良くなった．

3．未受診対策について

CPAP の再来とはいえ，大学病院や市中病院では，専門外来や担当医の外来の曜日以外は受診できない．受付時間も午前または午後半日であることが多く，更に待ち時間も長い．CPAP 中断の要因の一つに，これらの受診に関わる障害があるが，診療所では少なくとも受診日と時間の選択肢は広がる．一般外来の患者と CPAP 再来の患者が混じっている時は，CPAP 再来者を早めに診るといった工夫で，待ち時間の短縮も図れる．また CPAP に関わる通院は，原則月に1回医療機関を受診する必要があったが，2014年の診療報酬の改訂から，事実上2ヶ月に1回の受診が可能になった．このような状況で，診療所では未受診者の数は減っているものと考えられる．それでも，患者の都合で期限内にやむなく受診ができない場合は，電話などで CPAP が使用できていることを確認した上で，保険請求だけは先に行い，自己負担分を後から徴収する方法もある．このあたりの具体的な方法については，各医療機関やその地域の保険審査に関わる機関との兼ね合いで決めれば良いが，少なくとも大学病院や公的病院に比べて，診療所では融通が利きやすいと思われる．

筆者が考える最も重要な未受診者対策は，当初から通院が困難そうな患者や，CPAP が使えそうにない患者には自院での導入をすすめないことである．前述したように，形態診断から治療方針を決める方法で行うと，説明の過程で「この患者が CPAP を使えそうか否か」は自ずとわかるようになる．CPAP は決して安価な治療でなく，診療所もボランティアで医療をしているわけではない．また CPAP 治療は予防医療の側面があり，全ての症例に治療が必要なわけでもない．そもそも，どのような医療にしても医療側の考える100％の治療導入や継続は不可能である．したがって診療所では，ある程度患者を選別して CPAP 治療を導入することはやむを得ないと考えている．後で無用なトラブルを招くことがないように，自覚症状と合併症を含めた患者の状態をよく考えた上で，CPAP 導入を決めるべきである．仮に CPAP がうまく使えたとしても，休日や夜遅くにしか受診できないような例は，受け入れが可能な医療機関を紹介したほうが良い．

誤解のないように付け加えておくが，必要な医療を必要な患者に分け隔てなく提供するという原則は絶対に守らなくてはいけない．その上で，CPAP に関しては睡眠検査の結果だけでやみくもに導入してはいけないという意味である．

4．不眠時の対策

CPAP を始めると，装着すること自体が気になって眠れないという例が必ずある．慣れてくると解消されることが多いが，中にはずっと使えず入眠が困難な例がある．このような場合，超短時間作用型で筋弛緩作用の少ない睡眠導入剤を併用する方法がある．具体的には非ベンゾジアゼピン系といわれるゾルピデム（商品名マイスリー）や，エスゾピクロン（同ルネスタ）が挙げられる．これらの薬剤は比較的中断が容易なので，最少投与量から始めて，うまく CPAP が使えるようになった段階で中止にすることもできる．

近年発売されたスボレキサント（同ベルソムラ）は，覚醒レベルを下げることで作用する新しいタイプの薬剤である．睡眠中に CPAP が気になって何度も外す例や，頻回にトイレに行く例などの中途覚醒が多い例に対して，中断後の再入眠に効果があると考えられる．依存性も少ないと考えられることから，今後投与例が増加すると予想される．

スボレキサントを投与する場合に注意すべきことは，既にベンゾジアゼピン系の睡眠導入剤を服用した経験がある例に対しての投与である．患者が実感する入眠に至るまでの効果は，ベンゾジアゼピン系薬剤のほうが圧倒的に強いので，安易に切り替えると逆に不眠を訴える例が出る可能性が

ある．仮にベンゾジアゼピン系薬剤からスボレキサントに切り替える必要がある場合は，併用しながら徐々にベンゾジアゼピン系薬剤を中止するといった工夫が必要である．また，耳鼻咽喉科にはめまい，耳鳴，咽喉頭神経症などいわゆる神経症的傾向のある患者が少なくないが，ベンゾジアゼピン系薬剤の持つ抗不安作用でこれらが抑えられている可能性がある．スボレキサントには抗不安作用がないので，薬剤を切り替えた場合にこれらの症状が悪化する懸念もある．

したがって，現時点でスボレキサントを投与する場合は，過去にベンゾジアゼピン系薬剤を投与されたことがない例に限定することが無難である．筆者は，耳鼻咽喉科診療所に通院中のベンゾジアゼピン系薬剤を内服している患者で，特に問題がない例に対しては，抗不安作用の観点からも徒らにこれを除外する必要はないと考えている．ただし，依存性・耐性の面から，ベンゾジアゼピン系薬剤の多剤併用だけは行うべきではないと強調しておきたい．

おわりに

診療所では，担当医の定年や異動がある大学病院・市中病院と異なり，長期間にわたり患者を診察できる利点がある．そもそもCPAPは長期間にわたる治療なので，その意味では診療所向きの治療といっても過言ではない．少なくとも，形態診断が得意で鼻閉の対処が即座にできる耳鼻咽喉科は，他科に比べCPAPの管理に有利な立場であると筆者は考えている．

本稿の内容の一部には，批判を覚悟で，しかし，日々一般耳鼻咽喉科診療と睡眠時呼吸障害診療を行っている実地の耳鼻咽喉科医としての本音を述べたものが含まれている．昨今流行りのエビデンスに基づくものではないが，参考にして頂ける内容があれば幸いである．

文　献

1) 菊池　淳：睡眠呼吸障害に対する治療法—CPAP．JOHNS，30：473-478，2014．
   Summary　耳鼻咽喉科で導入するCPAP治療の要点について整理している．
2) 菊池　淳，伊豆丸慎介，坂本菊男ほか：形態診断による睡眠時呼吸障害の治療選択．口咽科，20：311-325，2008．
   Summary　形態診断により睡眠時呼吸障害の治療を選択する方法を述べている．
3) 佐藤公則：睡眠時無呼吸症候群の検査「内視鏡検査」．JOHNS，28：870-876，2012．
   Summary　睡眠時呼吸障害の診断・治療を決める上で，有用な内視鏡検査をまとめている．
4) 菊池　淳：無床診療所における睡眠時呼吸障害の取り扱い．日気食会報，63：167-174，2012．
5) 菊池　淳：CPAPを使える人，使えない人，どこが違うか．睡眠医療，4：338-342，2010．
6) 菊池　淳，坂本菊男，佐藤公則ほか：成人の睡眠時呼吸障害に対する咽頭拡大術の適応．日耳鼻，109：668-674，2006．
   Summary　成人の咽頭手術の適応をまとめている．
7) 菊池　淳，池園圭子，佐藤公則ほか：高齢者における睡眠時呼吸障害の形態診断．口咽科，24：141-149，2011．
   Summary　「ゆるみ」の診断と，高齢の睡眠時呼吸障害患者における「ゆるみ」の割合を述べている．
8) 菊池　淳，暁　清文：愛媛大学病院睡眠医療センターの現況：睡眠医療に対する耳鼻咽喉科の役割．口咽科，26：143-148，2013．

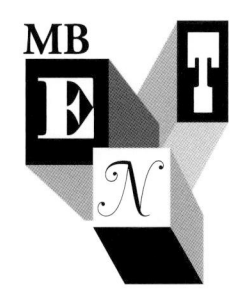

◆特集・睡眠時無呼吸症候群における CPAP の正しい使い方

CPAP 患者への睡眠指導

北村拓朗[*1]　宮崎総一郎[*2]　鈴木秀明[*3]

Abstract　CPAP 治療は長期にわたる装用継続を必要とし，患者自身のライフスタイルの変容を必要とするなど負担も大きいことから，アドヒアランスを確保するためには，患者の心理学的要因にも配慮した指導介入が必要である．CPAP 患者に対する指導介入は内容や方法などによって①教育的介入，②支援的介入，③行動療法の 3 つに分類され，これらを単独，もしくは組み合わせて行うことにより CPAP アドヒアランスの改善が期待できる．睡眠衛生指導とは，睡眠障害の原因を明らかにして，睡眠に関する誤った知識を正し，良質な睡眠のために生活習慣や睡眠環境を整えることを指導することを指し，CPAP アドヒアランスを改善させる指導介入においては行動療法の根幹となる．OSA 患者にみられる不適切な睡眠習慣の中には，睡眠不足やアルコール，ニコチン，カフェインの過剰摂取など，OSA そのものの病態を悪化させる習慣もあり留意すべきである．

Key words　閉塞性睡眠時無呼吸(obstructive sleep apnea；OSA)，睡眠衛生指導(sleep hygiene education)，睡眠教育(sleep education)，持続陽圧呼吸(continuous positive airway pressure；CPAP)，CPAP アドヒアランス(CPAP adherence)

はじめに

持続陽圧呼吸(CPAP)は中等度～重度の閉塞性睡眠時無呼吸(OSA)に対する最も一般的な治療であり，他覚的・自覚的な眠気，QOL および神経認知機能を効果的に改善させる．またその効果には用量反応性があり，CPAP の使用時間が長いほどエプワース眠気尺度(ESS)，反復睡眠潜時検査(MSLT)，OSA の疾患特異的 QOL スコア(functional outcomes of sleep questionnaire；FOSQ)の改善効果が高いこと[1]や一晩あたりの CPAP 使用時間が 6 時間を超える患者では 1 時間未満の患者よりも生存期間が有意に延長する[2]ことなどが明らかとなっている．しかしながら CPAP 治療は長期にわたる装用継続を必要とし，患者自身のライフスタイルの変容を必要とするなど負担も大きいことから，実際の継続使用率は 50～80％ と報告されており，長期的な治療ができない患者も少なくない[3]．CPAP のアドヒアランス(継続性)を確保するためには，CPAP の適切な機種選定や設定，副作用への対処だけでなく，患者の情緒的反応や疾患に対する意識や考え方などの心理学的要因にも配慮した教育や指導も必要である[4]．本稿では OSA 患者に対する CPAP アドヒアランス改善を目的とした指導，とくに睡眠衛生指導について概説する．

CPAP アドヒアランス

1．外来における管理方法

日本では，1998 年から国民皆保険制度の下に

[*1] Kitamura Takuro, 〒807-8555 福岡県北九州市八幡西区医生ヶ丘 1-1　産業医科大学耳鼻咽喉科・頭頸部外科学講座，准教授
[*2] Miyazaki Soichiro, 〒460-0012 愛知県名古屋市中区千代田 5-14-22　中部大学名古屋キャンパス　中部大学生命健康科学研究所，特任教授
[*3] Suzuki Hideaki, 産業医科大学耳鼻咽喉科・頭頸部外科学講座，教授

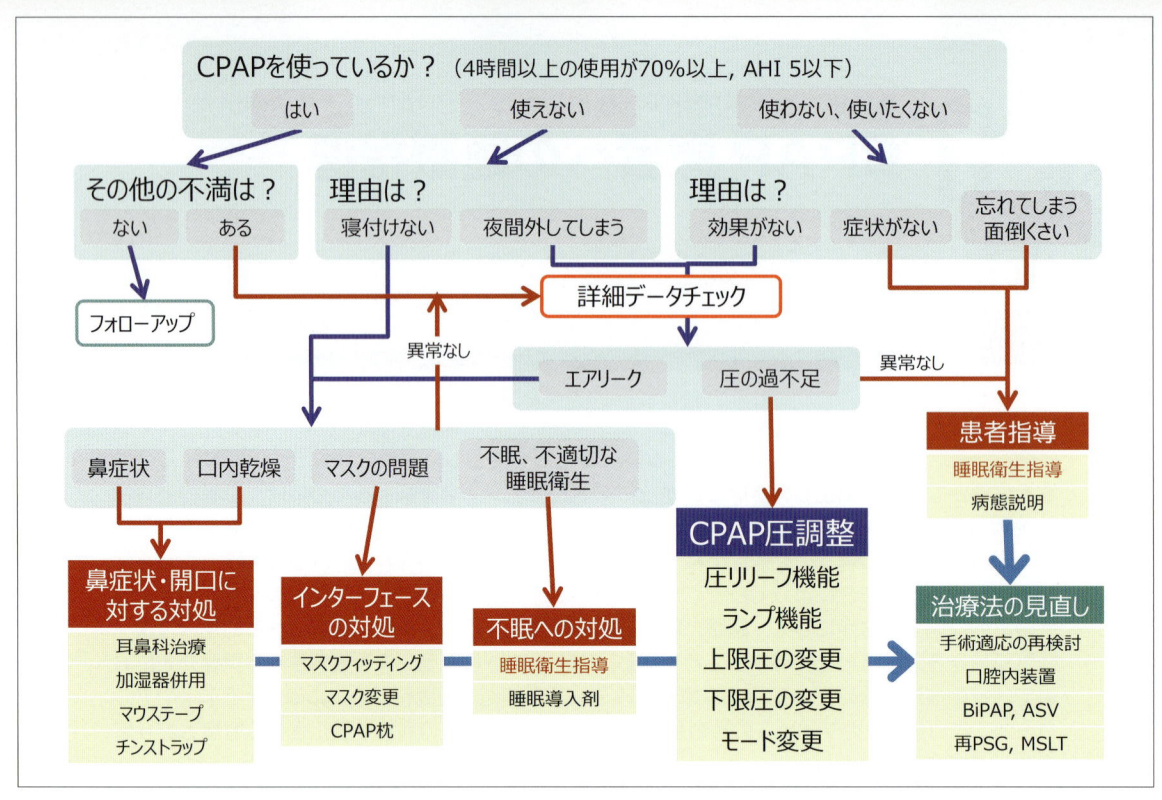

図 1. 外来での CPAP 管理フローチャート
（文献 5 より引用改変）

　OSA に対する CPAP 治療が保険適用として認められ，脳波検査を含む PSG で AHI が 20 以上かつ頻回の睡眠の分断などの睡眠障害が確認された場合，もしくは脳波検査による睡眠障害の証明がなくとも AHI が 40 以上の症例では保険適用となっている．我が国の保険制度では原則的に毎月の受診と CPAP 管理指導が義務化されており，アドヒアランス向上への寄与にとどまらず，患者の病状の変化に応じた設定や機種の変更，合併症の管理や生活習慣の指導を経時的に行えるなどの利点がある．また最近の CPAP デバイスでは使用時間や使用パターン，使用時の呼吸障害の頻度やタイプ，自動圧の変動経過およびエアリークの程度などの詳細なデータが記録されるようになっており，医療者側はアドヒアランスや呼吸障害の状況についてある程度正確に管理可能となっている．

　図 1 に外来における CPAP 管理フローチャートを示す[5]．基本的には一般的に用いられている CPAP アドヒアランス良好の基準（1 日 4 時間以上の CPAP 使用が 70％以上[6]）を参考とし，基準を下回る場合にアドヒアランスを阻害する要因を探索し解決していく．この基準は米国のメディケアなどの保険診療制度でも適応され，CPAP 処方後の 3 ヶ月間のうち，連続する 30 日間におけるアドヒアランスが良好であることを確認することが義務づけられている．治療に対するアドヒアランスを阻害する要因としては，CPAP による副作用（鼻症状，口内乾燥など），不快感，装着の手間，ソーシャルコストなどが挙げられるが，不適切な睡眠衛生や OSA の病態や治療の意義に対する理解不足も原因となっている場合も多く，睡眠衛生指導や患者教育などの治療介入もアドヒアランスを向上させるためにきわめて重要といえる．なかでも CPAP 導入時の初期対応は特に重要で，導入初期のアドヒアランスが長期アドヒアランスの唯一の予測因子であるとの報告もある[7]．近年の研究では CPAP 導入の最初の 2 週間において睡眠導入剤であるエスゾピクロン 3 mg の投与は，アドヒアランスを改善し，治療の逸脱率を低下さ

表1. 健康づくりのための睡眠指針2014〜睡眠12箇条〜

1. 良い睡眠で,からだもこころも健康に.
2. 適度な運動,しっかり朝食,ねむりとめざめのメリハリを.
3. 良い睡眠は,生活習慣病予防につながります.
4. 睡眠による休養感は,こころの健康に重要です.
5. 年齢や季節に応じて,ひるまの眠気で困らない程度の睡眠を.
6. 良い睡眠のためには,環境づくりも重要です.
7. 若年世代は夜更かし避けて,体内時計のリズムを保つ.
8. 勤労世代の疲労回復・能率アップに,毎日十分な睡眠を.
9. 熟年世代は朝晩メリハリ,ひるまに適度な運動で良い睡眠.
10. 眠くなってから寝床に入り,起きる時刻は遅らせない.
11. いつもと違う睡眠には,要注意.
12. 眠れない,その苦しみをかかえずに,専門家に相談を.

せることが報告されている[8].また近年OSAが心血管系疾患や糖尿病と関連し,生命予後に影響する疾患であるという概念が急速に普及したことに伴い,自覚的な眠気がない症例でも携帯型睡眠検査装置やパルスオキシメータなどでのスクリーニング検査が行われ,結果としてCPAP治療が導入されるケースが飛躍的に増えている.このような症例では,CPAP治療開始時に疾患に対する十分な認識が形成されていない場合が多く,アドヒアランス維持のためにより積極的な指導介入が必要となる.

2. CPAPアドヒアランスを改善させる指導介入

最近のコクランレビューによると,CPAP患者に対する指導介入は内容や方法などによって①教育的介入(educational interventions),②支援的介入(supportive interventions),③行動療法(behavioral therapy)の3つに分類され,これらを単独,もしくは組み合わせて行うことによりCPAPアドヒアランスが改善することが証明されている[9].教育的介入とは,主にプリントやビデオ題材を用いたOSAの病態や治療の意義に関する教育を指し,支援的介入は主にCPAPアドヒアランスデータやタイトレーションPSG結果などに基づき行われる指導介入を指す.行動療法は生活習慣や考え方に焦点を当て,現在の症状を維持・悪化させるような認知や行動の癖があればそれを修正しようとする治療法であり,不眠に対する認知行動療法(CBT-I)や睡眠衛生指導などが含まれる.患者の訴えやCPAPアドヒアランスデータなどによって,適宜これらの介入を組み合わせて指導を行う必要がある.

また患者教育においてグループ教育プログラムがアドヒアランスを改善させることも報告されている[10].グループ教育には指導介入に要する時間を短縮させるメリットがあるばかりでなく,均一化された情報の提供や教育が行える利点がある.筆者らも定期的に「CPAP懇話会」という名称でOSA患者を対象としたグループ教育プログラムを開催しているが,医療者側が一方的に情報提供を行うだけでなく,患者自らがCPAP治療に対する体験談やアドヒアランスを改善させるために行っている工夫などを語る時間を設けることによって,患者間同士で情報が共有され,治療に対するモチベーション向上にも繋がっている.

睡眠衛生指導の実際

1. 睡眠衛生指導とは

睡眠衛生指導とは,睡眠障害の原因を明らかにして,睡眠に関する誤った知識を正し,良質な睡眠のために生活習慣や睡眠環境を整えることを指導することを指し,CPAPアドヒアランスを改善させる指導介入においては行動療法の根幹となるものである.不眠などの睡眠障害に対して,近年,睡眠衛生教育と実践によって問題を改善させる非薬物的アプローチが進められている.実際,不眠の認知行動療法は,薬物と同等の改善効果があり,安全性の面でも優れていて,長期的な効果は薬物より高いことが数多く報告されている.睡眠は体内時計と恒常性維持の2種類のシステムによって

調節されているが，睡眠衛生指導は，睡眠の調節機構などの基礎的なメカニズムの十分な理解の上でなされる必要がある．ポイントは，サーカディアンリズムの規則性の確保や，日中や就床前の良好な覚醒状態の確保，就床前のリラックスと睡眠への脳の準備などにあり，例えば，寝る前の激しい運動，熱いお風呂，食事など体温が上がる行動などは望ましくない．指導指針としては2014年の4月に厚生労働省の検討会によって公開された「健康づくりのための睡眠指針2014」が参考となる．この指針は11年ぶりに改訂されたもので，睡眠12箇条(表1)が掲げられ，良質な睡眠を得るための知識や情報を提供，睡眠の質を下げるような生活習慣・環境などの改善について，具体的な手法が示されている．睡眠指針の詳細については厚生労働省のホームページからPDFファイルがダウンロードできるため参照願いたい．

2．OSA患者にみられる不適切な睡眠習慣

OSA患者にみられる不適切な睡眠習慣の中には，OSAそのものの病態を悪化させたり，CPAPアドヒアランスを低下させたりしていると考えられる習慣がある．OSA患者へ睡眠衛生指導を行う際にとくに留意すべき項目を以下に示す．

1）睡眠不足

生活時間が24時間化した現代社会では「行動誘発性睡眠不足症候群」と呼ばれる過眠症患者が増加している．CPAPアドヒアランスが良好で呼吸障害の回数が正常範囲にまで改善しているにもかかわらず，日中の眠気が十分に改善しない場合には睡眠不足による影響を疑う必要がある．また1日〜数日程度の短期間の睡眠不足であっても，いびきや睡眠時無呼吸が悪化するとの報告がある．Stoohsら[11]は，6名の被験者(正常者2名，軽度〜中等度の睡眠時無呼吸症候群患者4名)の睡眠時間を6日連続で1日4時間に制限し，その前後に睡眠検査を行った結果，6名全員の睡眠中にいびきをかく時間の割合が増加し，また睡眠時無呼吸症候群の4名では1時間あたりの呼吸異常の回数が1.5倍に増え，酸素飽和度低下の程度が強くなったと報告している．また交代勤務に従事する睡眠時無呼吸症候群患者を対象とした別の研究[12]によると，日中の勤務を普通に行った後の睡眠と比べ，夜間勤務をして36時間起き続けた後の睡眠では8名中4名のAHI(無呼吸低呼吸指数)が明らかに増加した．睡眠不足になると，低酸素に対する呼吸中枢の反応や，オトガイ舌筋などの上気道開大筋の神経活動が抑制されることにより，いびきや睡眠時無呼吸が悪化すると考えられている．また睡眠時間が短く制限されると，本来睡眠の後半に多く出現するレム睡眠が不足するため，次の睡眠時にレム睡眠が多く現れる現象(レムリバウンド現象)が生じることも睡眠呼吸障害の増悪に繋がる．

CPAP治療後にも眠気が遺残する場合には，CPAPのメモリーデータや睡眠日誌で睡眠習慣を把握し，休日の睡眠時間が平日の睡眠時間と比べ2時間以上延長する場合や，週の初めに比べ週の終わりで眠気の程度が強くなる場合には，適切な睡眠時間の確保を指導することが重要である．

2）アルコール，ニコチン，カフェイン

就寝前のアルコール，ニコチン，カフェインはいずれも睡眠の質を悪くすることが知られており，CPAP患者に対しても過剰な摂取は避けるよう指導する必要がある．とくにアルコールは分解産物であるアセトアルデヒドの効果や利尿効果による中途覚醒や早朝覚醒の増加をきたすだけでなく，筋弛緩作用や鼻腔抵抗の増大，無呼吸後の覚醒反応の遅延による呼吸障害の悪化の原因となることを周知させる必要がある．アルコールを摂取する睡眠時無呼吸症候群患者では，心臓発作，脳卒中，突然死のリスクがさらに高くなることも報告されている[13]．

3）規則的な睡眠スケジュールと睡眠環境の整備

CPAP導入前の睡眠習慣について睡眠日誌を用いて調べ，CPAPアドヒアランスとの関連性を調査した報告[14]によると，CPAP導入後1ヶ月間のアドヒアランス不良群(平均使用時間4時間未

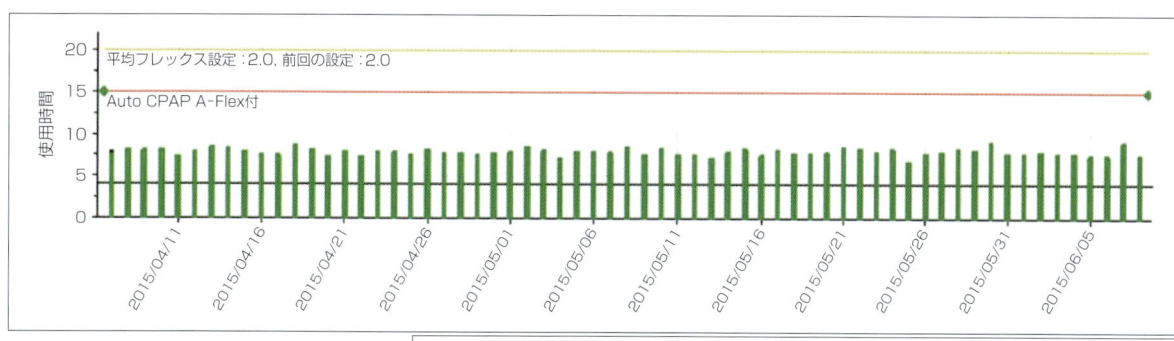

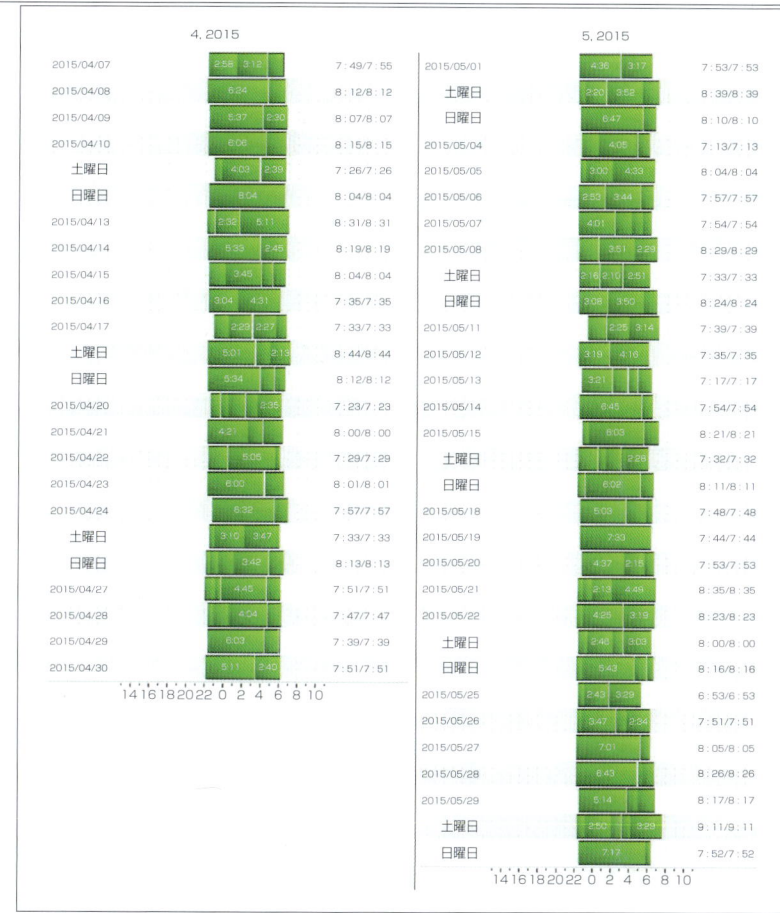

図 2.
a：CPAP 使用状況の 1 例（総使用時間の推移）
b：CPAP 使用状況の 1 例（使用状況パターン）

満）ではアドヒアランス良好群（平均使用時間 4 時間以上）と比べ，就寝時刻のばらつき（変動係数）が有意に大きかった．このことは規則的な睡眠スケジュールを守ることが CPAP アドヒアランス向上に繋がることを示している．CPAP 患者のなかにはリビングのソファで深夜までうたた寝をしてしまうなど，「CPAP の装着忘れ」がアドヒアランス低下の原因になっているケースがしばしば見受けられるため，就寝時間を一定に保ち，CPAP を装着して入眠する習慣を身につける指導を行うことも重要といえる．ただし睡眠時間や就床時刻にこだわり，眠くないにもかかわらず無理に眠ろうとすると，逆に寝つきを悪化させることがあることにも留意する．また「CPAP の装着忘れ」を減らすためには，CPAP の規則正しい装着の必要性について同床者の理解を得て，CPAP 装着を促すよう協力を得ることも有効である．CPAP を夜間無意識に外してしまう場合には，寝室の睡眠環境（寝室の温度，湿度，騒音，光，寝具，寝衣など）が適切に整備されず，中途覚醒の原因になっていることがあるため，前述の睡眠 12 箇条などを参照し，季節の変化を考慮し，空調，寝

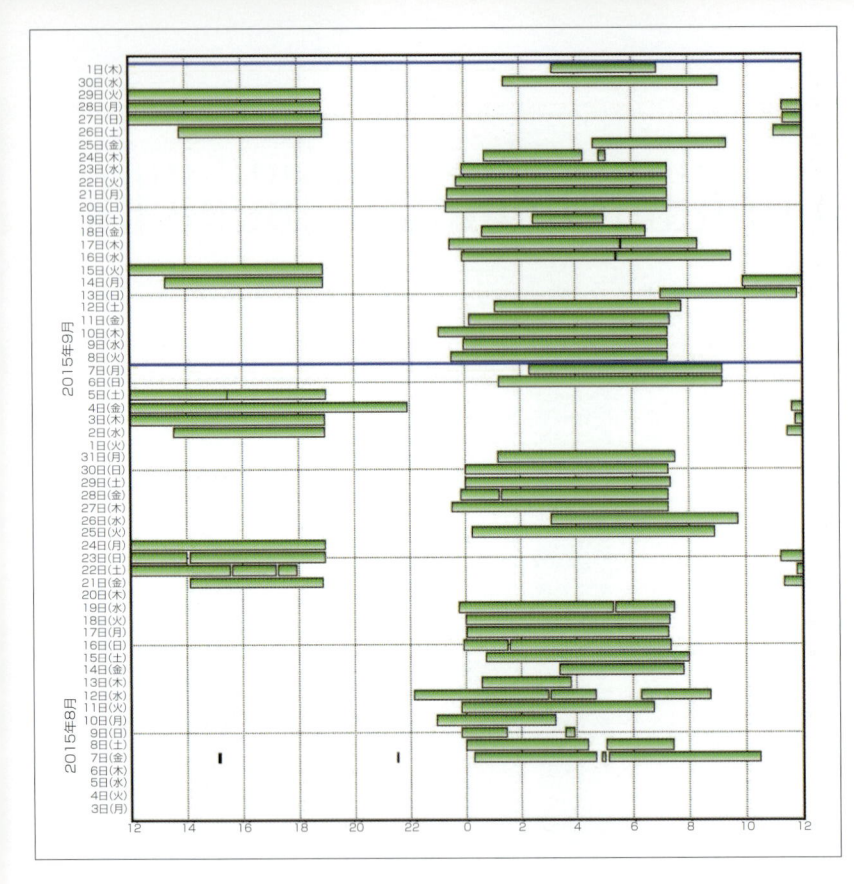

図 3.
交代勤務者の CPAP 使用状況パターン

具,寝衣により温熱環境を整え,覚醒作用のある光や騒音を適正化し,適切な睡眠環境を保つ工夫をするよう指導を行う.

3. CPAP データの活用

最近の CPAP デバイスでは使用時間や使用パターンなど様々なデータをメモリーカードや通信機器を介して医療者側が把握できる.なかでもカレンダー表示による CPAP 使用状況のパターンは,自己記入式の睡眠日誌や腕時計型の行動活動計記録などと比べると信頼性は劣るものの,睡眠習慣の規則性や中途覚醒の有無を知る上で大変有効なデータといえる.一晩の総使用時間だけをみるのではなく,治療開始から起床までの時刻の変動,休日での睡眠時間の延長の有無,中途覚醒の頻度などを確認することは個別に睡眠衛生指導を行う上で,貴重な資料となる.

図 2 に前立腺肥大による夜間頻尿を伴う症例の CPAP データの一部を示す.総使用時間の推移(a)は約 8 時間で安定しており,アドヒアランス良好のようにみえるが,CPAP 使用状況パターン(b)をみると夜間頻回に CPAP の on/off が認められ,中途覚醒が多いことが確認できる.また交代勤務者では変則的な睡眠時間に順応して CPAP が使用できているか(夜勤前や夜勤明けの日中に十分眠れているか)などの評価ができる(図 3).

レム期はノンレム期と比べ呼吸障害が悪化する傾向があり,レム期の AHI がノンレム期の AHI の 2 倍以上になる,いわゆるレム関連睡眠時無呼吸は OSA 患者の約 30% に認められる.レム関連睡眠時無呼吸を認める患者では,レム睡眠が多く出現する睡眠後半で CPAP が使えているかといった点にも配慮が必要である.

おわりに

良好な睡眠を得るためには睡眠の量と質およびタイミングが重要である.CPAP は睡眠呼吸障害を軽減させ,睡眠の質を改善させるが,睡眠の量やタイミングについては患者の睡眠に対する認識や生活習慣によるところが大きい.OSA 診療の

目的は単に低酸素血症および睡眠の分断化のエピソードを減少させることではなく，良好な睡眠を獲得することであることを常に念頭におき，CPAP治療を行う際には睡眠衛生にも留意した積極的な介入を心がけたい．

参考文献

1) Weaver TE, Maislin G, Dinges DF, et al：Relationship between hours of CPAP use and achieving normal levels of sleepiness and daily functioning. Sleep, 30：711-719, 2007.

2) Campos-Rodriguez F, Pena-Grinan N, Reyes-Nunez N, et al：Mortality in obstructive sleep apnea-hypopnea patients treated with positive airway pressure. Chest, 128：624-633, 2005.

3) Weaver TE, Grunstein RR：Adherence to continuous positive airway pressure therapy：the challenge to effective treatment. Proc Am Thorac Soc, 15：173-178, 2008.

4) Poulet C, Veale D, Arnol N, et al：Psychological variables as predictors of adherence to treatment by continuous positive airway pressure. Sleep Med, 10：993-999, 2009.

5) 宮崎総一郎, 北村拓朗：第2章 咽頭疾患を診る 咽頭疾患の診療の進め方 いびき―睡眠時無呼吸を含む．黒野祐一（編）：156-165，ENT臨床フロンティア 7．口腔・咽頭疾患，歯牙関連疾患を診る．中山書店, 2013.

6) Pépin JL, Krieger J, Rodenstein D, et al：Effective compliance during the first 3 months of continuous positive airway pressure：A European prospective study of 121 patients. Am J Respir Crit Care Med, 160：1124-1129, 1999.

7) Aloia MS, Arnedt JT, Stanchina M, et al：How early in treatment is PAP adherence established? Revisiting night-to-night variability. Behav Sleep Med, 15：229-240, 2007.
Summary 導入初期のアドヒアランスが長期アドヒアランスの唯一の予測因子であったと報告している．

8) Aloia MS, Arnedt JT, Strand M, et al：Motivational enhancement to improve adherence to positive airway pressure in patients with obstructive sleep apnea：a randomized controlled trial. Sleep, 36：1655-1662, 2013.

9) Wozniak DR, Lasserson TJ, Smith I：Educational, supportive and behavioural interventions to improve usage of continuous positive airway pressure machines in adults with obstructive sleep apnoea. Cochrane Database Syst Rev, 1：2014.

10) Lettieri CJ, Walter RJ：Impact of group education on continuous positive airway pressure adherence. J Clin Sleep Med, 9：537-541, 2013.
Summary OSA患者に対するグループ教育プログラムがCPAPアドヒアランスを改善させることを報告している．

11) Stoohs RA, Dement WC：Snoring and sleep-rekated breathing abnomality during partial sleep deprivation. New Engl J, 328：1279-1280, 1993.
Summary 6名の被験者の睡眠時間を6日連続で1日4時間に制限した結果，いびきをかく時間の割合，呼吸異常の回数，酸素飽和度低下の程度が増加したと報告している．

12) Laudencka A, Klawe JJ, Tafil-Klawe M, et al：Does night-shift work induce apnea events in obstructive sleep apnea patients? J Physiol Pharmacol, 58：345-347, 2007.

13) Stein MD, Friedmann PD：Disturbed sleep and its relationship to alcohol use. Subst Abus, 26：1-13, 2005.
Summary アルコールを摂取する睡眠時無呼吸症候群患者では，心臓発作，脳卒中，突然死のリスクがさらに高くなることを報告している．

14) Sawyer AM, King TS, Sawyer DA, et al：Is inconsistent pre-treatment bedtime related to CPAP non-adherence? Res Nurs Health, 37：504-511, 2014.
Summary CPAP導入後1ヶ月間のアドヒアランス不良群ではアドヒアランス良好群と比べ，就寝時刻のばらつき（変動係数）が有意に大きかったと報告している．

2015-2016 日本医書出版協会・認定書店一覧

日本医書出版協会では下記書店を医学書の専門店・販売店として認定しております。本協会認定証のある書店では，医学・看護書に関する専門的知識をもった経験豊かな係員が皆様のご購入に際して，ご相談やお問い合わせに応えさせていただきます。
また正確で新しい情報を常にキャッチし，見やすい商品構成などにも心がけて皆様をお迎えいたします。医学書・看護書をご購入の際は，お気軽に，安心して認定店をご利用賜りますようご案内申し上げます。

■ 認定医学書専門店

＊医学書専門店の全店舗（本・支店，営業所，外商部）が認定店です。

地域	書店	地域	書店	地域	書店	地域	書店
北海道	東京堂書店	東 京	明文館書店	新 潟	西村書店	島 根	島根井上書店
	昭和書房		鳳文社	静 岡	ガリバー	岡 山	泰山堂書店
宮 城	アイエ書店		文光堂書店	愛 知	大竹書店	広 島	井上書店
山 形	髙陽堂書店		医学堂書店	三 重	ワニコ書店	山 口	井上書店
茨 城	二森書店		東邦稲垣書店	京 都	辻井書院	徳 島	久米書店
栃 木	廣川書店		文進堂書店	大 阪	関西医書	福 岡	九州神陵文庫
	大学書房	神奈川	鈴文堂		ワニコ書店	熊 本	金龍堂
群 馬	廣川書店	長 野	明倫堂書店	兵 庫	神陵文庫	宮 崎	田中図書販売
千 葉	志学書店	新 潟	考古堂書店	奈 良	奈良栗田書店	沖 縄	考文堂

■ 認定医学書販売店

北海道
- 丸善
  ・札幌支店
- 紀伊國屋書店
  ・札幌本店

岩手
- 東山堂
  ・北日本医学書センター

宮城
- 丸善
  ・仙台支店
  ・仙台アエル店

秋田
- 加賀谷書店
  ・外商部

福島
- 岩瀬書店
  ・外商センター
  ・富久山店

茨城
- ACADEMIA
  ・イーアスつくば店

埼玉
- 佃文教堂

東京
- 三省堂書店
  ・神保町本店
- ジュンク堂書店
  ・池袋本店
- 紀伊國屋書店
  ・新宿本店新宿医書センター
  ・新宿南店
- 丸善
  ・丸の内本店
  ・東京支店

東京
- オリオン書房
  ・ノルテ店

神奈川
- 有隣堂
  ・本店医学書センター
  ・書籍外商部医書営業課
  ・医学書センター北里大学病院店
  ・横浜駅西口店医学書センター
- 丸善
  ・ラゾーナ川崎店

富山
- 中田図書販売
  ・本店
  ・外商部
  ・富山大学杉谷キャンパス売店

石川
- 明文堂書店
  ・金沢ビーンズ

福井
- 勝木書店
  ・外商部
  ・福井大学医学部売店

静岡
- 谷島屋
  ・浜松本店
  ・浜松医科大学売店
- 吉見書店
  ・外商部

愛知
- 丸善
  ・名古屋支店
  ・名古屋本店
- 三省堂書店
  ・名古屋高島屋店

京都
- 大垣書店
  ・イオンモールKYOTO店

大阪
- 紀伊國屋書店
  ・梅田本店
  ・グランフロント大阪店
- ジュンク堂書店
  ・大阪本店
- MARUZEN&ジュンク堂書店
  ・梅田店

香川
- 宮脇書店
  ・本店
  ・外商部
  ・香川大学医学部店

愛媛
- 新丸三書店
  ・本店／外商部
  ・愛媛大学医学部店

高知
- 金高堂
  ・本店
  ・外商センター
  ・高知大学医学部店

福岡
- 丸善
  ・福岡支店
- ジュンク堂書店
  ・福岡店

沖縄
- ジュンク堂書店
  ・那覇店

2016.02作成

JMPA 一般社団法人 日本医書出版協会
http://www.medbooks.or.jp/

〒113-0033
東京都文京区本郷5-1-13 KSビル7F
TEL (03)3818-0160　FAX (03)3818-0159

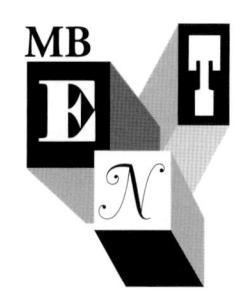

◆特集・睡眠時無呼吸症候群におけるCPAPの正しい使い方

CPAPと鼻治療

中田誠一*

Abstract 鼻閉は限定的ながら睡眠障害，ひいては睡眠時無呼吸を引き起こす．その鼻閉からくる無呼吸へのメカニズムは主に3通りの経路が働くと考えられる．① 鼻閉により口呼吸が誘導され開口により下顎が後方に移動し上気道が狭窄すること．② 鼻閉により鼻腔が抵抗管の役割を果たし，吸気の入口部分が抵抗管の役割を果たし，その出口部分に起きた早い空気の流れはベルヌーイの原理が働き，強い陰圧がかかり，その部分のフレームを持たないやわらかい咽頭は虚脱を起こす．③ 鼻腔が上気道開大筋に対しての神経回路の受容器にあたり，鼻閉が起こるとその受容器からの神経刺激がなくなるといったことがそれにあたる．このように鼻閉は無呼吸を引き起こすとともに鼻腔内の狭さはCPAPへのコンプライアンス低下へと繋がる．まずは保存的治療が試されるが，その効果がない場合，鼻手術治療を行うことは鼻閉患者のCPAPコンプライアンスを改善させることに繋がる．

Key words 閉塞性睡眠時無呼吸症候群(obstructive sleep apnea syndrome)，持続陽圧呼吸(continuous positive airway pressure)，鼻中隔矯正術(septoplasty)，粘膜下下鼻甲介骨切除術(subumucosal inferior tubinectomy)

はじめに

鼻閉と睡眠障害は密接な繋がりがあり，健常人にても人工的に鼻閉を起こさせれば睡眠時無呼吸障害になることもある．鼻閉はひいては口呼吸を誘発し，そのことは無呼吸の増悪，CPAPコンプライアンス低下にも繋がる．今回は鼻閉がなぜ睡眠時無呼吸を起こすかを，基礎的な方向から論じ，CPAPと鼻治療について論じていく．

鼻閉がもたらすもの

1. 鼻閉時での睡眠障害

1980年代に奇しくも3人の研究者が睡眠において，正常な健常者らに対し人工的に鼻閉を起こさせる実験を駆使し，鼻閉は何らかの睡眠障害を引き起こすことを証明した(表1)[1〜3]．Zwillichら[1]は10人の健常人に，自然睡眠下と，鼻へプラスチック製のシリンダーを入れ就寝させるといった状態で夜間PSG検査を連続して行った．鼻閉塞時睡眠のほうが自然睡眠下の時と比べ深睡眠(睡眠脳波Ⅲ，Ⅳ波)が明らかに障害された．このように鼻閉が起こると確かに微小覚醒が増加し深睡眠が減少するといった睡眠障害が起きた．またOlsenら[2]は8人の健常人にゼリーを加えた綿にて鼻閉を作り夜間PSG検査を行った．それによって睡眠中の微小覚醒が増加し，REMになるまでの潜伏期間が増加し，一人は明らかに睡眠時無呼吸症候群(sleep apnea syndrome；SAS)になった．

2. 鼻閉からくる咽頭閉塞→無呼吸へのメカニズム

このメカニズムは主に3通りの経路が働くと考える．一つは鼻閉により口呼吸が誘導されるということである．その結果，開口により下顎が後方に移動する結果，解剖学的に咽頭レベルの気道は

* Nakata Seiichi，〒454-8509 愛知県名古屋市中川区尾頭橋3-6-10 藤田保健衛生大学坂文種報德會病院 耳鼻咽喉科，教授

表 1. 人工的に鼻閉を起こした時における睡眠の状態

著者／年	調べた人数	鼻閉を起こさせた物質	検査日数	鼻閉の効果
Zwillich et al/1981[1]	10人（健常人）	プラスチック	一晩 PSG	睡眠ステージⅢ and Ⅳは減少，2人は明らかな無呼吸
Olsen et al/1981[2]	8人（健常人）	ゼリーと綿	一晩 PSG	覚醒反応，睡眠ステージⅠが増大，明らかな閉塞性睡眠時無呼吸も出現
Lavie et al/1983[3]	10人（健常人）	粘着テープ	二晩 PSG	無呼吸と覚醒反応が増加

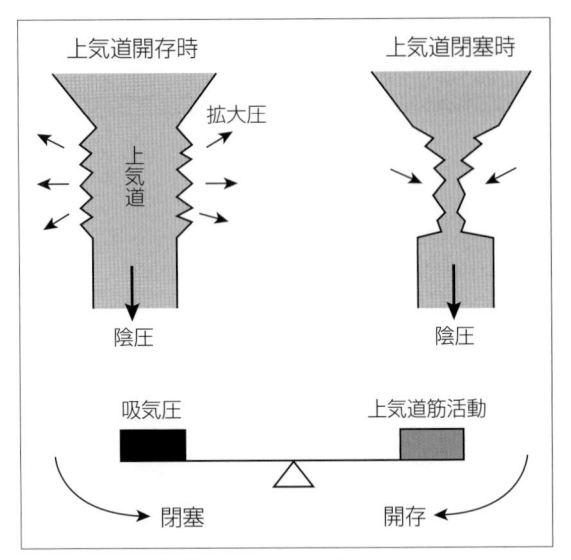

図 1. 上気道における閉塞と開存のバランス

表 2. 上気道の開存に重要な上気道の筋

部位	筋	神経支配
鼻腔	鼻翼筋	顔面神経
咽頭	頤舌筋 口蓋帆張筋	舌下神経 三叉神経
喉頭	後輪状披裂筋 輪状甲状筋 甲状披裂筋	反回神経 上喉頭神経 反回神経

狭窄し，咽頭は虚脱しやすくなる．それらの evidence については，McLean ら[4]は鼻閉を伴った obstructive sleep apnea syndrome(OSAS)患者に点鼻薬を使って治療した群は，治療は実際に行っていない群(placebo-and sham-controlled)に比べて口呼吸が多くなることを証明した．二つめは鼻閉により鼻腔が抵抗管の役割を果たすということである．鼻閉により鼻腔抵抗が増大すると，吸気の入口部分(鼻腔)が抵抗管の役割を果たし，その出口部分(咽頭)に起きた早い空気の流れはベルヌーイの原理が働くため，強い陰圧がかかり，その部分のフレームを持たないやわらかい咽頭は虚脱を起こす．三つめは鼻腔が上気道開大筋に対しての神経回路の受容器にあたり，鼻閉が起こるとその受容器からの神経刺激がなくなるといったことがある．これについては以下に詳しく話す．

3．咽頭

閉塞性睡眠時無呼吸低呼吸の原因部位である咽頭は単に呼吸するためだけの気道ではなく，嚥下・咀嚼・発声など多様な機能を担当する臓器である．よって，その目的とする機能に応じてその管腔も断面積の大きさや形状・壁のコンプライアンスが咽頭周囲の多くの筋活動によって制御されている．たとえば嚥下時には，上咽頭を閉鎖し，咽頭腔内を虚脱・収縮させ，食物を効率よく食道に送り込まなければならない．そのため，虚脱可能な自由に閉塞できる消化管としての性質が要求される．一方，抵抗の少ない呼吸路を確保するためには，咽頭壁はできるだけ閉塞しない管であることが要求される．このように咽頭は，相反する2つの性質が，求められる条件により順次変わってゆく．

4．上気道での開閉への力のバランス

そこで，呼吸によっての上気道開存時と閉塞時に対してのシェーマを図1[5]に載せる．主呼吸筋の収縮によって生じる陰圧に対抗して上気道拡大筋が働くことで上気道開存が保たれる．上気道筋の活動低下は相対的に陰圧の力を増強し，上気道は閉塞しやすい状態になる．それでは，睡眠下では，これらのバランスはどのように変わるのであろうか？一般に睡眠下では，横隔筋の活動はさほど抑制されず上気道筋の活動がより抑制されるのが知られている．つまり図1において，シーソーのバランスが上気道筋の活動低下により閉塞の方に傾くといった状態になる．

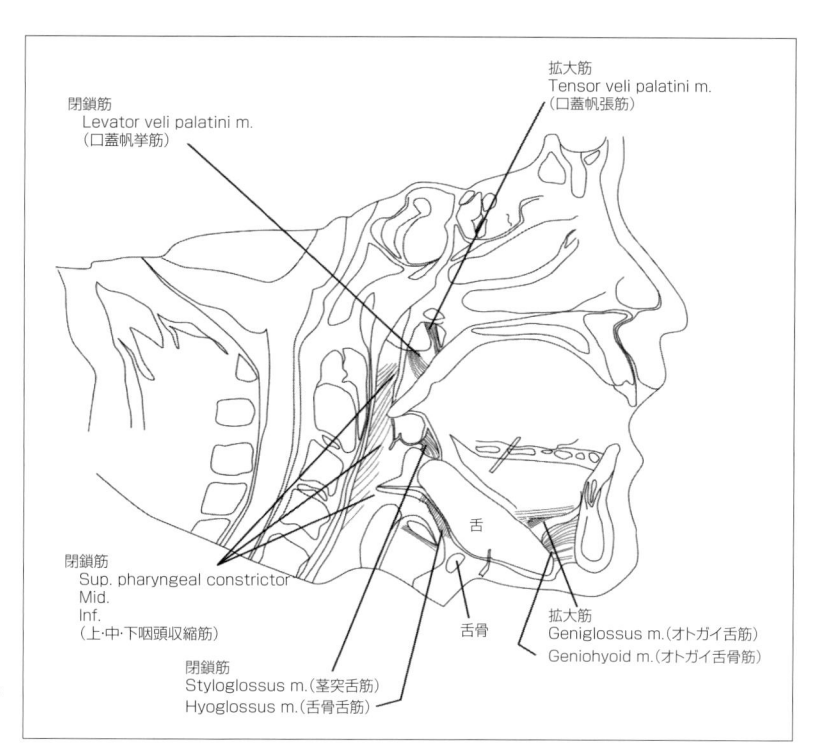

図 2. 呼吸拡大筋と呼吸閉鎖筋

表 3. 上気道受容器の分類

受容器	主な刺激
1. irritant receptor	機械的刺激, 化学的刺激
2. respiratory-modulated mechanoreceptor	機械的刺激
a) pressure receptor	(気道内圧変化)
b) drive receptor	(筋収縮)
3. cold (flow) receptor	気流(温度変化)
4. C-fiber receptor	カプサイシン

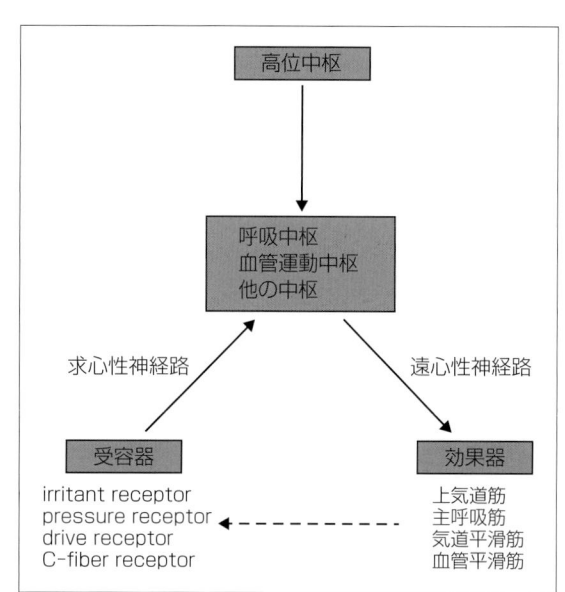

図 3. 上気道反射の模式図

5. 上気道拡大筋

それではその上気道拡大筋は、どの筋肉であろうか？それら上気道拡大筋と支配神経、また実際、顔面のどこに位置するかを表2[5]、図2[6]に示す。これら上気道拡大筋と図2に表されている上気道閉鎖筋が微妙にバランスを保ち、呼吸活動を行っている。

6. 上気道反射

それでは、これら上気道拡大筋と閉鎖筋はどのようなメカニズムで作動しているのだろうか？これら筋肉の働きは上気道反射という神経制御の働きにおいて、効果器がそれにあたる。それら効果器を制御するのは呼吸中枢などであるが、それらに信号を与えるのが求心性神経路の始まりにあたる受容器である(図3[5])。この効果器の運動は逆に二次的に受容器活動に影響を与える場合(図3の破線)もあり複雑にからみあっている。それでは上気道の筋活動に影響を与える受容器のreceptorと刺激の種類はどのようなものがあるだろうか？現在知られているのは、表3[5]に挙げているようなものである。

表 4. CPAP 不耐者の内訳

Sex	Age years	BMI kg/m²	ODI₄	CPAP pressure cmH₂O	Treatment duration	Reported reason for treatment cessation
M	51	28.1	36	10	3 nights	nasal stuffiness
M	49	35.9	39	16	3 nights	nasal stuffiness
M	55	33.4	77	10	1 week	nasal stuffiness
M	31	28.1	75	9	1 month	no treatment motivation
M	60	29	22	7	2 months	inability to sleep with CPAP
M	57	35.1	60	13	3 months	inability to sleep with CPAP
M	47	40.7	75	12	3 months	rhinorrhea
F	56	48	21	14	3 months	claustrophobia
M	47	36.8	22	9	5.5 months	inability to sleep with CPAP
M	60	25.2	14	12	5.5 months	excessive mucus secretion
F	58	31.6	42	8	6 months	rhinorrhea, eye irritation
M	57	38.7	71	16	6 months	recurrent upper airway infections

M=Male; F=female; BMI=body mass index; ODI₄=oxygen desaturation index, see explanation in text or table 1

表 5. CPAP 不耐者の要因に対しての多変量解析の結果

Variable	p value	OR	95% CI
Nasal resistance (+0.1 Pa/cm³/sec)	0.002	1.48	1.15〜1.89
AHI (+1 event/h)	0.003	0.93	0.87〜0.97
Only significant data are represented			

7. 受容器としての鼻

鼻腔内にも表3で挙げた受容器が存在すると考えられている.ある研究において,25匹のラットの鼻の前篩骨神経に電極をさしこみ,鼻腔に温度を変えた空気を流し込みながら,それらの鼻内の前篩骨神経の活動電位を調べた.それらの研究から空気の温度を下げるほど,それらの神経の放電の頻度が上がることがわかった[7].このように,鼻腔内の粘膜下の神経機構にも受容器があり,鼻腔内に流れ込む空気の温度などにて呼吸活動に何らかの影響が起きている可能性が示唆されている.また他の論文においては,10人の睡眠時無呼吸を認めない健常成人において,鼻腔粘膜に局所麻酔薬を噴霧させ夜間睡眠させたところ,そのようなことをしない状況に比べて,中枢性や閉塞性の無呼吸,低呼吸は明らかに上昇したが,鼻腔抵抗値に有意差は認めなかった[8].これらから間接的に推測されるのは鼻腔内に呼吸活動を制御する受容器が存在し,それらを麻痺させると上気道の筋肉に何らかの作用が働き,気道が閉鎖の方向に傾いたということである.またこの推測を裏付けるかのような研究もある.その研究というのは8人の健常人に覚醒下ではあるが,鼻呼吸(自発),口呼吸(自発),口呼吸(鼻閉にて強制)したときの鼻翼,頤舌骨筋の筋電図を記録したものである.結果は,上気道拡大筋である鼻翼筋,頤舌筋ともに,口呼吸させたときは鼻呼吸に比べて筋の活動電位が落ちていた[9].このように鼻内に何らかの受容器があり,それらが気流で刺激されることによって上気道拡大筋の筋活動を保っている可能性が示唆されている.

鼻閉における CPAP コンプライアンスおよびその治療

1. 鼻閉における CPAP コンプライアンスの低下

冬が厳しい北欧の話であるが,CPAP 使用開始49人に対して12人(24%)が不耐者となり,その理由を調査した論文がある(表4)[10].その論文をみると nasal stuffiness(鼻閉)が3人,rhinorrhea(鼻漏)が2人にて計5人となり鼻が原因で CPAP 不耐者になった人は全体(12人)のうちの42%にもなる.つまり CPAP 不耐者の約4割は鼻が原因となる.また CPAP コンプライアンスに影響している様々な因子を多変量解析にかけて残った有意な因子を調べると無呼吸低呼吸指数

表 6. 鼻手術前後における CPAP 至適圧や睡眠に関する種々パラメーターの変化

	before	after	P value
Nasal Resistance($Pa/cm^3/sec$)	0.55±0.37	0.17±0.09	<0.001
BMI(kg/m^2)	26.4±3.8	26.2±3.4	n.s.
AI(/hr)	23.1±24.5	22.0±23.4	n.s.
AHI(/hr)	44.6±22.5	42.5±22.0	n.s.
Nadir SpO_2(%)	76.2±10.9	78.8±8.1	<0.01
ODT(min)	58.0±78.0	43.7±58.9	<0.05
ESS score	10.6±4.1	4.5±2.6	<0.001
CPAP Pressure(cmH_2O)	14.0±3.1	10.2±2.3	<0.001
Maximum apnea duration	61.1±46.0	47.3±36.1	<0.01
Mean apnea hypopnea duration	33.5±7.3	28.8±7.4	<0.05
% stage I	38.4±20.6	32.8±16.5	<0.01
% stage II	43.7±18.9	47.0±18.4	<0.05
% stage III+IV	0.6±1.7	1.1±0.7	n.s
% REM	15.4±4.8	17.9±5.1	<0.01
Ar-I(/hr)	36.8±17.0	36.1±16.5	n.s.
Sleep Efficacy(%)	84.0±11.3	89.7±6.0	<0.01
TST(min)	410.5±56.7	440.8±35.8	<0.001

表 7. 鼻手術前後における鼻症状と CPAP コンプライアンスの変化

Study Population Data and Results Before and After Septoplasty.		
	Preoperative	Postoperative
Patient data, mean		
Age, yr	52	52
BMI	31.8	31.6
AHI	33.2	29.4*
NOSE Scale data, mode/5		
Congestion/stuffiness	3	2
Obstruction/blockage	4	0
Trouble breathing	5	2
Trouble sleeping	4	1
Trouble with exertion	3	0
NOSE Scale data, overall mean	16.1†	5.4†
CPAP data, mean		
Pressure, cm H_2O	11.9	9.2
Hours of use/night	0.5†	3.9†

*AHI was not routinely checked in all postoperative patients, as nasal surgery was not intended to affect it. This figure represents the mean of 11 patients for whom data were available

†Significant difference

AHI=apnea-hypopnea index, BMI=body mass index, CPAP=continuous positive airway pressure, NOSE=Nasal Obstruction Symptom Evaluation

(apnea hypopnea index;AHI)とともに鼻腔通気度が残ったというエビデンス(表5)[11]がある.これらのエビデンスからも鼻閉が CPAP コンプライアンスに影響を与えていると推察される.

2. 鼻手術における CPAP への効果

鼻手術の CPAP に対する効果については,鼻中隔弯曲症や肥厚性鼻炎のある OSAS 患者49人に鼻手術治療を行い,鼻閉の客観的評価である鼻腔通気度の大幅な改善とともに CPAP の至適圧が有意に低下した(14.0±3.1→10.2±2.3 cmH_2O)が,AHI には有意な変化はなかったとの報告がある(表6)[12].他にも CPAP 治療中の OSAS 患者に鼻手術治療を行い,CPAP の至適圧が有意に改善したとの報告[13]や,鼻手術後無呼吸や低呼吸に関する指数は改善しなかったが CPAP の至適圧が有意に改善し昼間の活動性の

亢進や Epworth sleepiness scale[14] で昼間の過度の眠気が有意に改善したとの報告がある[15]．

3．鼻手術における CPAP コンプライアンスの変化

この問いに回答を出した論文が 2014 年に出ている．前向き研究にて鼻閉を訴え CPAP 不耐になっている人に鼻中隔矯正術と下鼻甲介の形成術を行い，鼻に対する主観的な症状は大幅に改善するとともに CPAP 至適圧は 11.9→9.2 cmH$_2$O と有意差はないが低下し，一晩に使う CPAP の使用時間が 0.5→3.9 時間と有意差をもって改善した（表 7）[16]．それに追随するように 2015 年には 12 人の男性患者に対し同様な研究を行った論文がある．それによると鼻閉のために CPAP 不耐になっている人たちに対し鼻手術治療（8 人が鼻中隔矯正術＋粘膜下下鼻甲介骨切除術，4 人が下鼻甲介のレーザー焼灼術）を行い，鼻腔通気度は 0.42±0.09→0.14±0.01 Pa/cm^3/sec と有意差をもって大幅に低下するとともに CPAP 至適圧は 12.5±1.5→6.7±0.9 cmH$_2$O と有意差をもって大幅に低下し，CPAP 使用率は 53.5±22.0→95.0±5.9% と有意差をもって大幅に上昇した[17]．

おわりに

鼻閉のある患者に CPAP コンプライアンスを改善させるためにもちろん，まずはステロイドの点鼻スプレーにて治療を行うことは肝要である．かなりの患者はこの保存的治療にて CPAP 維持に効果を発揮すると考える．しかし，非常に鼻閉の強い患者にはこの保存的治療をもってしても CPAP がうまく使えない人は存在する．それら患者に対し積極的に鼻閉をとる手術を行うことは非常に重要なことと考える．

文献

1) Zwillich CW, Pickett C, Hanson FN, et al：Disturbed sleep and prolonged apnea during nasal obstruction in normal men. Am Rev Respir Dis, **124**：158-160, 1981.
2) Olsen KD, Kern EB, Westbrook PR, et al：Sleep and breathing disturbance secondary to nasal obstruction. Otolaryngol Head Neck Surg, **89**：804-810, 1981.
3) Lavie P, Fischel N, Zomer J, et al：The effects of partial and complete mechanical occlusion of the nasal passages on sleep structure and breathing in sleep. Acta Otolaryngol, **95**：111-116, 1983.
4) McLean HA, Urton AM, Driver HS, et al：Effect of treating severe nasal obstruction on the severity of obstructive sleep apnoea. Eur Respir J, **25**：521-527, 2005.
5) 西野　卓：上気道の調節：川上義和（編）：57-66, 呼吸調節のしくみ．文光堂, 1997.
6) 鈴木雅明, 三枝華子, 大久保麻卯：閉塞型睡眠時無呼吸症候群　咽頭・顎顔面形態．睡眠医療, **3**：132-138, 2007.
7) Tsubone H：Nasal 'flow' receptors of the rat. Resp Phisiol, **75**：51-64, 1989.
8) White DP, Cadieux RJ, Lombard RM, et al：The effect of nasal anesthesia on breathing during sleep. Am Rev Respir Dis, **132**：972-975, 1985.
   Summary 10 人の睡眠時無呼吸のない人に対し鼻粘膜に局所麻酔のスプレーを噴霧して寝かせると閉塞性や中枢性の無呼吸が出現した．
9) Basner RC, Simon PM, Schwartzstein RM, et al：Breathing route influences upper airway muscle activity in awake normal adults. J Appl Physiol, **66**：1766-1771, 1989.
10) Brander PE, Soirinsuo M, Lohela P：Nasopharyngeal symptoms in patients with obstructive sleep apnea syndrome. Effect of nasal CPAP treatment. Respiration, **66**：128-135, 1999.
11) Sugiura T, Noda A, Nakata S, et al：Influence of nasal resistance on initial acceptance of continuous positive airway pressure in treatment for obstructive sleep apnea syndrome. Respiration, **74**：56-60, 2007.
    Summary CPAP を使えたかどうかという因子においてそれを目的変数にしての重回帰分析を行った結果，それの説明変数で最終的に有意として残ったのは AHI と共に鼻腔通気度であったことを示した．
12) Nakata S, Noda A, Yasuma F, et al：Effects of nasal surgery on sleep quality in obstructive sleep apnea syndrome with nasal obstruction.

Am J Rhino, **22**：59-63, 2008.
13) 千葉伸太郎, 太田正治, 森脇宏人ほか：閉塞性睡眠時無呼吸症候群に対する n-CPAP 療法と鼻手術の治療効果. 耳展, **45**：114-118, 2002.
14) Johns MW：A new method for measuring daytime sleepiness：the Epworth sleepiness scale. Sleep, **14**：540-545, 1991.
15) Friedman M, Tanyeri H, Lim JW, et al：Effect of improved nasal breathing on obstructive sleep apnea. Otolaryngol Head Neck Surg, **122**：71-74, 2000.
16) Poirier J, George C, Rotenberg B：The effect of nasal surgery on nasal continuous positive airway pressure compliance. Laryngoscope, **124**：317-319, 2014.
Summary　CPAP 不耐の人に鼻手術を行い, CPAP 至適圧は有意差をもって低下しなかったが, 一晩に使う CPAP の使用時間が有意差をもって改善した.
17) Kasai M, Minekawa A, Homma H, et al：Nasal surgery improves continuous positive airway pressure compliance and daytime sleepiness in obstructive sleep apnea syndrome. J Otol Rhinol, Supply, **1**(1)：26-29, 2015.
Summary　CPAP 不耐の人に鼻手術を行い, 鼻腔通気度, CPAP 至適圧は有意差をもって大幅に低下し CPAP 使用率も有意差をもって大幅に上昇した.

好評書籍

今さら聞けない！

小児の みみ・はな・のど診療 Q&A

Ⅰ、Ⅱ巻同時発売

子どもを診る現場で必携！

編集
加我君孝
（国際医療福祉大学言語聴覚センター長）
山中 昇
（和歌山県立医科大学 教授）

子どもの「みみ・はな・のど」を、あらゆる角度から取り上げた必読書！
臨床・研究の現場ならではの「今さら聞けない」129の疑問に、最新の視点からQ&A形式で答えます。

Ⅰ，Ⅱ巻とも
B5判　252頁　定価（本体価格5,800円＋税）
2015年4月発行

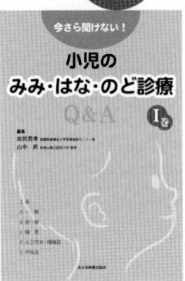

Ⅰ巻

A. 一般
エビデンス、メタアナリシス、システマティックレビュー、ガイドラインの違いがよくわかりません／エビデンスのない診療はしてはダメですか？　ほか

B. 耳一般
子どもの耳のCTの被曝量は許容範囲のものですか？何回ぐらい撮ると危険ですか？MRIには危険はないのですか？／小耳症はどう扱えば良いですか？　ほか

C. 聴覚
新生児聴覚スクリーニングとは何ですか？／精密聴力検査とは何ですか？／聴性脳幹反応（ABR）が無反応の場合の難聴は重いのですか？　ほか

D. 人工内耳・補聴器
幼小児の補聴器はどのようにすれば使ってもらえますか？／幼小児の人工内耳でことばも音楽も獲得されますか？　ほか

E. 中耳炎
耳痛と発熱があったら急性中耳炎と診断して良いですか？／急性中耳炎と滲出性中耳炎の違いは何ですか？／鼻すすりは中耳炎を起こしやすくしますか？／急性中耳炎はほとんどがウイルス性ですか？／急性中耳炎の細菌検査で，鼻から採取した検体は有用ですか？　ほか

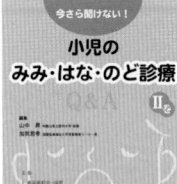

Ⅱ巻

F. 鼻副鼻腔炎・嗅覚
鼻出血はどのようにして止めたら良いですか？／鼻アレルギーと喘息との関連を教えて下さい．ARIAとは何ですか？／副鼻腔は何歳頃からできるのですか？　ほか

G. 咽頭・扁桃炎
扁桃は役に立っているのですか？／扁桃肥大は病気ですか？　ほか

H. 音声・言語
"さかな"を"たかな"や，"さしすせそ"を"たちつてと"と発音するなど，さ行を正しく言えない場合はどのように対応すべきですか？　ほか

I. めまい
子どもにもメニエール病やBPPVはありますか？／先天性の三半規管の機能低下で運動発達は遅れますか？　ほか

J. いびき・睡眠時無呼吸・呼吸・気道
睡眠時無呼吸症候群は扁桃やアデノイドを手術で摘出すると改善しますか？　ほか

K. 感染症
子どもの鼻には生まれつき細菌がいるのですか？／抗菌薬治療を行うと鼻の常在菌は変化するのですか？／耳や鼻からの細菌検査はどのようにしたら良いですか？　ほか

L. 心理
学習障害はどのような場合に診断しますか？　ほか

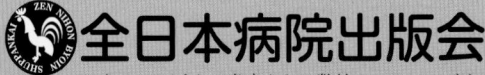

全日本病院出版会
〒113-0033　東京都文京区本郷3-16-4　Tel:03-5689-5989
http://www.zenniti.com　Fax:03-5689-8030

お求めはお近くの書店または弊社ホームページまで！

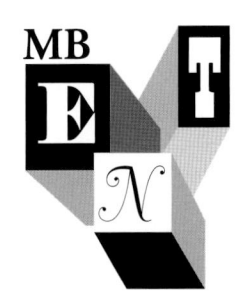

◆特集・睡眠時無呼吸症候群におけるCPAPの正しい使い方

周術期のCPAP管理

稲垣喜三*

Abstract 閉塞性睡眠時無呼吸(OSA)を有する患者へ周術期に持続的気道陽圧(CPAP)療法を提供することは，術後の無呼吸・低呼吸状態を改善し，呼吸循環器系の合併症の発生頻度減少に大きく貢献する．周術期にCPAP療法を適応する時には，術前のOSA患者の選別と重症度評価，術中の鎮静薬や鎮痛薬の選択，術後のCPAP忍容性の向上と鎮痛薬の選択や投与法を慎重に考慮する必要がある．終夜睡眠ポリグラフ(PSG)や質問票，オキシメトリーは，術前のOSA患者のスクリーニングには有用である．術前のCPAP療法は，手術4日以上前から設定圧9～10 cmH$_2$Oを念頭に開始する．術後のCPAP療法は，気管挿管チューブ抜去あるいは手術終了直後から9～11 cmH$_2$Oを指標として開始し，術後4日間以上続けるのが望ましい．

Key words 閉塞性睡眠時無呼吸(OSA)，周術期(perioperative period)，持続的気道陽圧(CPAP)，終夜睡眠ポリグラフ(polysomnography)，STOP-Bang評価法(STOP-Bang screening)，コンプライアンス(compliance)

はじめに

閉塞性睡眠時無呼吸(obstructive sleep apnea；OSA)は睡眠を妨げる呼吸で，その有病率は増加してきている．一般的な人口動態では，その有病率は9～24%といわれている[1]．手術患者では，その有病率は増加して，中等度(apnea-hypopnea index；AHI(無呼吸低呼吸指数)＞15～30)～高度(AHI＞30)のOSAを有する手術患者は38%に達する．しかも，その中等度～高度のOSAを術前に，外科医と麻酔科医のそれぞれ90%と60%が診断できていなかった[1]．それゆえ，周術期において最も重要なことは，術前に手術予定患者を，睡眠時無呼吸症候群(obstructive sleep apnea syndrome；OSAS)と診断されていて適切な治療を継続している患者，OSASと診断されているが適切な治療を受けていない患者，OSASと診断されていない患者のいずれであるかを判断することである．なぜならば，OSAを有する患者では，手術死亡に繋がる可能性が高く，麻酔管理上で特に注意しなければならない心血管系の疾病や心不全，不整脈，高血圧，脳血管疾患，代謝障害を合併していることが多いからである．そして，OSAは，術後合併症の発生頻度を増加させる独立因子になっている[2]．OSAを合併している患者は，合併していない患者と比較して，術後の呼吸器合併症や循環器系合併症，集中治療室入室の頻度が有意に高くなる[3]．

一方で，OSASを合併しているが術前からの治療を継続している患者では，治療を受けていない患者や未診断の患者と比較して，有意に術後の心臓合併症の発生頻度が低下する[4]．術前からの有効な治療は，持続的気道陽圧(continuous positive airway pressure；CPAP)療法である．術前と術後に上気道の開存性を維持するためにCPAPを使用することは，手術患者の予後を改善することに繋がる．

---

* Inagaki Yoshimi, 〒683-8504 鳥取県米子市西町36-1 鳥取大学医学部器官制御外科学講座麻酔・集中治療医学分野，教授

表1. Berlin Questionnaire

身長_____m 体重_____kg BMI_____kg/m² 年齢_____歳 男／女

Category 1
1. あなたは，「いびき」をかきますか？：a．はい，b．いいえ，c．わかりません
   もし，「いびき」をかく場合には
2. あなたの「いびき」の程度は？
   a．息よりもわずかに大きい程度，b．話し声程度，c．話し声よりも大きい
   d．隣室に聞こえるほどに大きい
3. あなたの「いびき」をかく頻度は？
   a．ほとんど毎夜，b．1週間に3～4回，c．1週間に1～2回，d．1ヶ月に1～2回
   e．ないか，ほとんどかかない
4. あなたの「いびき」が，他人に迷惑をかけたことがありますか？
   a．はい，b．いいえ，c．わかりません
5. 他人は，あなたが睡眠中に呼吸を止めているのに気付いていますか？
   a．ほとんど毎夜，b．1週間に3～4回，c．1週間に1～2回，d．1ヶ月に1～2回
   e．ないか，ほとんど気付いていない

Category 2
6. あなたは，睡眠後に疲労や倦怠感をどのくらいの頻度で感じていますか？
   a．ほとんど毎日，b．1週間に3～4回，c．1週間に1～2回，d．1ヶ月に1～2回
   e．ないか，ほとんど感じない
7. あなたは，起きているときに疲労や倦怠感，普通ではないという感覚を感じていますか？
   a．ほとんど毎日，b．1週間に3～4回，c．1週間に1～2回，d．1ヶ月に1～2回
   e．ないか，ほとんど感じない
8. あなたは，自動車の運転中に居眠りや，寝入ってしまうことがありますか？
   a．はい，b．いいえ
   もし，「はい」の場合
9. どの程度の頻度で起こりますか？
   a．ほとんど毎日，b．1週間に3～4回，c．1週間に1～2回，d．1ヶ月に1～2回
   e．ないか，ほとんど起こらない

Category 3
10. あなたは，高血圧ですか？
    a．はい，b．いいえ，c．わかりません

BQのスコアリング
Category 1：第1項目から第5項目までで，総計が2点以上なら陽性
　第1項目：もし「はい」なら，1点加算
　第2項目：もしcかdなら，1点加算
　第3項目：もしaかbなら，1点加算
　第4項目：もしaなら，1点加算
　第5項目：もしaかbなら，2点加算
Category 2：第6項目から第8項目まで(第9項目は別に扱う)で，総計が2点以上なら陽性
　第6項目：もしaかbなら，1点加算
　第7項目：もしaかbなら，1点加算
　第8項目：もしaなら，1点加算
Category 3：第10項目が「はい」あるいはBMIが30 kg/m²以上で陽性
　高リスクOSAS：2つのカテゴリー以上で陽性を示した患者
　低リスクOSAS：1つのカテゴリーで陽性か，全て陰性を示した患者

（文献5より引用，改変）

術前評価とCPAP導入

1．術前評価

術前診察で重要なことは，OSAを有する患者を見逃さないことである．基本的には，病歴聴取と質問によって，OSAを合併する可能性の高い患者を選別することができる．病歴聴取や体型からOSAが疑われるときには，the Berlin Questionnaire（BQ）[5]（表1）や a shorter 4-item OSA

表 2. STOP-Bang 評価表

1. いびき(Snoring) 　大きないびきですか？ 　（話し声よりも大きいか，あるいは閉めた扉越しに聞こえる程度）	はい	いいえ
2. 疲労(Tired) 　しばしば疲労や倦怠感，昼間の眠気を感じますか？	はい	いいえ
3. 他者からの目撃(指摘)(Observation) 　他の人から呼吸が睡眠中に停止しているのを指摘されましたか？	はい	いいえ
4. 血圧(Blood pressure) 　高血圧ですか，あるいは現在高血圧の治療を受けていますか？	はい	いいえ
5. Body mass index(BMI) 　BMI が 35 kg/m² 以上ですか？	はい	いいえ
6. 年齢(Age) 　50 歳以上ですか？	はい	いいえ
7. 首周囲径(Neck circumference) 　首の周囲径が 40 cm 以上ですか？	はい	いいえ
8. 性別(Gender) 　男性ですか？	はい	いいえ

睡眠時無呼吸のハイリスク患者：3 項目以上で「はい」と答えた患者
睡眠時無呼吸のローリスク患者：2 項目以内で「はい」と答えた患者

（文献 6 より引用，改変）

表 3. OSA を有する患者の周術期リスク評価のためのスコアリングシステム（例）

	ポイント
A. PSG を基本とした睡眠時無呼吸の程度(AHI)	
なし	0
軽度	1
中等度	2
重度	3
術前から継続している CPAP や NIPPV の周術期使用では，1 点減点	
軽度や中等度の OSA で $PaCO_2>50$ mmHg では，1 点加点	
B. 手術手技や麻酔の侵襲度	
鎮静なしの局所麻酔や神経ブロックによる体表面の手術	0
中等度鎮静下や全身麻酔下での体表面手術	1
脊髄くも膜下麻酔や硬膜外麻酔による末梢手術（鎮静は中等度以下）	1
全身麻酔下での末梢手術	2
中等度鎮静下での気道手術	2
全身麻酔下での大手術	3
全身麻酔下での気道手術	3
C. 術後のオピオイド使用の必要度	
なし	0
低用量オピオイドの経口投与	1
高用量オピオイドの経口投与，非経口投与，神経幹近傍への投与	3
D. 周術期リスクの評価	
総合得点：A の得点＋B あるいは C のいずれかの高い方の得点	
4 点：OSA による周術期のリスクが増加する可能性が高い	
5～6 点：OSA による周術期のリスクは極めて高い	

（文献 7 より引用改変）

screening questionnaire(STOP)-Bang[6]（表 2）を用いて，OSA の有無を評価する．そして，OSA の可能性の高い患者には，患者に終夜睡眠ポリグラフ(polysomnography；PSG)検査の受診を勧めることが大切である．既に OSAS と診断されている患者では，在宅 CPAP の使用の有無を確認し，使用中であれば CPAP の使用を継続するように指示する．使用していないのであれば，可能な限り使用する方向に指導することが肝要である．その際には，耳鼻咽喉科や睡眠治療科などと協力し

て，円滑に導入できるように心懸ける．さらに，PSGによるAHIやBQあるいはSTOP-Bangの評価からOSAの重症度を評価するとともに，表3に示すような周術期リスク評価[7]を実施することで，OSAを有する患者の手術予後を改善することができる．PSG検査を実施されずにOSASと診断されていないためにCPAP療法を導入されていないSTOP-Bangの3項目以上を満たす患者群では，PSGでOSASと診断されて周術期CPAP療法を続けている患者群とSTOP-Bangで2項目以下の患者群と比較すると，術後2日目までの低酸素状態や術後肺炎の発現頻度が有意に増加し，結果として入院期間も有意に延長した[9]．このことから，STOP-Bangによる術前評価は，OSAの可能性と術後合併症発症の危険度を予測するのに適していることが強く示唆される．

術前に上記のようなOSA患者のスクリーニングと評価ができない場合には，終夜の末梢動脈血酸素飽和度（SpO_2）の連続モニタリングが術後の合併症発生予測に有用な手段となる[9]．終夜の平均のSpO_2が92.7%未満で，酸素飽和度低下指標（oxygen desaturation index；ODI，120秒間の平均のSpO_2から4%低下したSpO_2が10秒間継続した事象の1時間当たりの平均回数）が28.5回/時間およびSpO_2が90%未満の累積時間がモニタリング時間の7.2%を超えるOSAを有する患者は，術後合併症の発生の危険性の高い患者に選別される．

2. CPAPの導入

基本的には，PSG検査中に3～4 cmH_2Oの低圧から開始して，睡眠段階を注意深く観察しながら，いびき，低呼吸，無呼吸，酸素飽和度の低下の発生時に1～2 cmH_2Oずつ圧を増加させてゆき，上気道の閉塞の程度や覚醒反応を考慮して適正圧を決定する．仰臥位や筋トーヌスが低下するレム睡眠期では，より高い設定圧が必要となる．術前のSTOP-Bang評価とPSGの検査結果からCPAPの使用を勧められた患者では，術前4日前からの使用開始で，最終的な供給圧は9±2 cmH_2Oであった[10]．別の報告では，術前のCPAPが10～16 cmH_2Oであった[11]．

OSAが強く疑われる患者すべてにPSG検査を実施することは，時間的制約や人的資源や設備の不足，費用負担の点からも現実的ではない．しかし，手術前のCPAP導入は，患者の手術予後を改善することが示唆されていることから積極的に進めなければならない．そこで，呼吸回路内圧や気流観測値の変化から患者の呼吸状態を推定して，供給圧を自動的に変動させる機能（auto-titrating CPAP；APAP）を内蔵した装置を導入することで，簡便にCPAPを導入することができる．OSAを有する患者に術前3日間と術後5日間にAPAPを使用した群では，使用しなかった群と比較すると，術後3日目の夜に実施したPSG検査によるAHIが優位に低下した（preoperative AHI 30.1 to postoperative AHI 3.0 [median] in APAP group vs. preop AHI 30.4 to 31.9 in control group）[12]．そのときの供給圧は，術前で9.2～10.2 cmH_2Oであり，術後で9.0～9.9 cmH_2Oであった．

以上のことから，術前のCPAPあるいはAPAP療法の開始は，少なくとも手術4日前から開始し，その目標とする設定圧は9～10 cmH_2Oであることが示唆される．

術中管理

OSAを有する患者の上気道を構成する筋肉群はミオパチーの状態にあり，全身麻酔薬（揮発性吸入麻酔薬やプロポフォール，チアミラール）や鎮痛薬（オピオイド），鎮静薬（ベンゾジアゼピン），筋弛緩薬に対する感受性が高いために，容易に上気道開放に必要な筋力が低下する．特に，間歇的な低酸素曝露が，中枢神経系におけるμ受容体の分布密度を増加させる[13]ためにオピオイドの呼吸と鎮静への感受性が高まっている．そのため，手術の部位と侵襲度，手術体位を考慮して麻酔を管理することが重要である．

麻酔は，術後の気道開放性を考えた薬物の使用

と拮抗しうる薬物の完全な拮抗を前提として実施する．末梢手術では，局所麻酔や神経ブロック(伝達麻酔)，区域麻酔(脊髄くも膜下麻酔や硬膜外麻酔)を活用することが推奨される．その際に鎮静が必要な場合には，呼名や軽度の刺激で目覚める程度の鎮静に留めるべきである．この目的を達成するためには，α_2アゴニストであるデクスメデトミジンの使用が推奨されている[14]．さらに，気道確保なしの深い鎮静よりも，気道が確保されている全身麻酔の方が安全である．しかし，OSA を有する患者では肥満や短頸を伴っていることが多く，側頸部への脂肪組織の浸潤は気道を狭小化させることのみならず，気管挿管時の視野を悪化させる．そのため，OSA を合併する患者では，気管挿管困難が強く予測される[15]．

全身麻酔管理においても，区域麻酔や局所麻酔を併用して手術中のオピオイドや全身麻酔薬の使用量を軽減することも重要である．OSA を有する患者の気管チューブの抜去(抜管)時には，患者を完全覚醒しておくことが肝要である．そして，可能であるならば，抜管時や術後の回復室での体位は，側臥位や半座位などの仰臥位以外の体位が望ましい[7]．術後鎮痛に用いる薬剤は，オピオイドを避け，非ステロイド性抗炎症薬(non-steroidal anti-inflammatory drug；NSAID)やアセトアミノフェンを用いるのが良い．オピオイドを全身投与で用いるときには，十分なモニタリングと呼吸抑制に対する即応体制を整えておくことが必要である．

術後の CPAP 導入

術後の呼吸抑制の危険因子には，OSA の重症度やオピオイドの全身投与，鎮静薬の使用，手術の部位と手技が含まれる．さらに，術後の呼吸が再構築される術後 3～4 日目のレム睡眠期に生じる無呼吸(レムリバウンド)も，大きな危険因子となる[7]．術後の CPAP や APAP の導入が，OSA を有する患者の手術予後を検討したメタアナリシスでは，CPAP/APAP の導入が術後合併症の発症には大きな影響を与えなかったが，術後の AHI を有意に低下させ(術前 37±19 から術後 12±16，$p<0.001$)，入院期間を短縮する傾向にあることが示された[16]．一方，術後に CPAP を受けた患者の方が，術後の高血圧や酸素飽和度の低下の発生頻度が低く，回復室での滞在時間も短縮した[17]．これらの結果は，術後の CPAP 導入が患者の術後の呼吸機能や酸素化能の改善有用であることを示している．

そこで問題となるのは，「いつから術後のCPAP を開始するのが良いのか？」という開始時期である．Neligan らは，気管チューブの抜去直後から CPAP を開始する方が，麻酔回復室に入室してから開始するよりも，抜管後 1 時間と 24 時間のスパイロメトリーによる肺機能を改善したと報告している[18]．CPAP の上気道に対する影響を MRI で検討したところ，主に口腔から咽頭領域の空間が増大することで咽頭容積が増大し，舌の大きさが減少することが明らかとなった[19]．さらに，口腔咽頭領域の粘膜の水分含有量を有意に減少させることも判明した．これらのことから，CPAP は上気道の浮腫の軽減に大きな役割を果たしている．手術終了直後には，手術中の輸液の上気道領域への水分シフトや手術や気管挿管操作による上気道の炎症が生じているので，CPAP の効果が有効に作用すると予測される．したがって，より早期からの CPAP の使用が，術後の上気道の炎症や浮腫を軽減して上気道の開存を維持すると考えられる．

それでは，術後の供給圧はどの程度が指標となるのであろうか？これまでの報告では，APAP で 9.0～9.9 cmH$_2$O[12]あるいは 95% percentile pressure 9.2 cmH$_2$O[20]という値が示されている．また，CPAP と APAP を比較すると，術後の供給圧は APAP の方が CPAP と比較して 2.2 cmH$_2$O 低いとする報告[21]もあることから，術後に用いる陽圧は，APAP では 9 cmH$_2$O が，CPAP では 11 cmH$_2$O がそれぞれの設定指標になると思われる．有用性が示されている術後の CPAP 療法は，術

表 4. 周術期 CPAP 療法の概略

OSA の評価	重症度	CPAP 適応	予測設定圧	開始時期／継続期間
術前				
PSG				
AHI＜5				
5≦AHI＜15	軽症	考慮		
15≦AHI＜30	中等症	適応あり	9〜10 cmH₂O	手術 4 日前以前
30≦AHI	重症	適応あり	9〜10 cmH₂O	手術 4 日前以前
STOP-Bang				
≦2 items	軽症			
≧3 items	重症	適応あり	9〜10 cmH₂O	手術 4 日前以前
SpO₂				
終夜平均＜93％	重症	適応あり	9〜10 cmH₂O	手術 4 日前以前
＋ODI＞29 回/h				
術後				抜管後／手術終了直後から
CPAP 継続者		適応あり	9〜11 cmH₂O	手術後 4 日間以上
新 OSA 患者	軽症	考慮		
	中等症	適応あり	9〜11 cmH₂O	手術後 4 日間以上
	重症	適応あり	9〜11 cmH₂O	手術後 4 日間以上

後にどのくらいの期間継続すべきなのであろうか？レムリバウンドを考慮すると，術後の CPAP 療法は少なくとも 4 日間以上は継続するのが良いと思われる．術後に 1〜5 日間 CPAP 療法を受けた患者群では，術後の PSG 検査で AHI を術前のそれと比較して有意に減少させている[16]．

以上のことから，術後の CPAP/APAP 療法は，抜管直後あるいは手術終了直後から開始し，設定圧は 9〜11 cmH₂O で，少なくとも術後 4 日間以上継続することが望ましい．周術期の CPAP 療法導入の概略を表 4 に示す．

周術期 CPAP 療法の問題点と課題

周術期 CPAP 療法の導入で最も問題となるのは，患者の CPAP に対する忍容性と CPAP 療法の継続である．OSA と診断されて CPAP 療法が導入されている患者で，術前に CPAP を継続していた患者は 62％であった．また，術後当日の夜に CPAP を開始した患者は，50％未満であった[16]．周術期の OSA 患者における呼吸抑制改善の有効な治療手段である CPAP の術前の継続性が低いのは，患者の低い意識や CPAP 器具の使用上の問題，医師の患者への情報の提供不足，家族の理解や支援の欠如，など社会面も含めた多様な要因が複雑に絡んでいる．これを解決するためには，医師の患者に対する教育の充実とより早期に器具の使用を開始して順応性を高めることが大切である[22]．術後の継続性の悪さの要因として，術後の嘔気・嘔吐（postoperative nausea and vomiting；PONV）が 70％を占めており，経鼻胃管の挿入，激しい術後痛，器具装着の不具合などが続く[12]．術後の CPAP への忍容性と継続性を高めるためには，麻酔導入時のステロイド（デキサメタゾン 3.3〜6.6 mg）あるいはドロペリドール（0.625 mg）の投与による PONV の予防，使い慣れた患者自身の CPAP 器具の持参，術前の患者への CPAP 教育と体験などが求められる．また，術中術後のオピオイドの使用量の低減も，PONV の発症を低下させることに繋がる．

OSA 患者の周術期 CPAP 療法には OSA を有する非手術患者の CPAP 療法とは異なり，多数の解決しなければならない課題が残っている[23]．例えば，OSA 患者を手術予定患者の中からどのように選別するのか？，どのタイプの OSA 患者に CPAP 療法が有効なのか？，CPAP 療法の忍容性に乏しい患者や OSA の可能性のある患者にどのように向き合うのか？，CPAP 療法を開始する最適な時期はいつなのか？，術後に CPAP を用いるときはどのような様式が最適なのか？，などである．これらの課題が，今後の臨床研究で明らかにされ，より良い周術期 CPAP 療法戦略が構築されることが期待される．

参考文献

1) Singh M, Liao P, Kobah S, et al：Proportion of surgical patients with undiagnosed obstructive sleep apnoea. Br J Anaesth, **110**：629-636, 2013.
2) Mokhlei B, Hovda MD, Vekhter B, et al：Sleep-disordered breathing and postoperative outcomes after elective surgery：analysis of the nationwide inpatient sample. Chest, **144**：903-914, 2013.
3) Kaw R, Chung F, Pasupuleti V, et al：Meta-analysis of the association between obstructive sleep apnoea and postoperative outcome. Br J Anaesth, **109**：897-906, 2012.
4) Abdelsatter ZM, Hendren S, Wong SL, et al：The impact of untreated obstructive sleep anea on cardiopulmonary complications in general and vascular surgery：A cohort study. Sleep 2015：pii：sp-00545-14.
5) Straus R, Browner W：Sensitivity, specificity and positive predictive value of Berlin Questionnaire. Ann Intern Med, **132**：758-759, 2000.
6) Chung F, Yegneswaran B, Liao P, et al：STOP Qestionnaire：a tool to screen patients for obstructive sleep apnea. Anesthesiology, **108**：812-821, 2008.
7) Gross JB, Apfelbaum JL, Caplan RA, et al：Practice guidelines for the perioperative management of patients with obstructive sleep apnea. An updated report by the American Society of Anesthesiologists Task Force on perioperative management of patients with obstructive sleep apnea. Anesthesiology, **120**：268-286, 2014.
8) Proczko MA, Stepaniak PS, Quelerij M, et al：STOP-Bang and the effect on patient outcome and length of hospital stay when patients are not using continuous positive airway pressure. J Anesth, **28**：891-897, 2014.
9) Chung F, Zhou L, Liao P：Parameters from preoperative overnight oximetry predict postoperative adverse events. Minerva Anesthesiol, **80**：1084-1095, 2014.
   Summary 術前の終夜のオキシメトリーによるSpO_2の低下の頻度が，術後の呼吸抑制などの合併症の発現の危険度を予測できるとし，オキシメトリーによるモニタリングが有用であることを示した．
10) Guralnick AS, Pant M, Minhaj M, et al：CPAP adherence in patients with newly diagnosed obstructive sleep apnea prior to elective surgery. J Clin Sleep Med, **8**：501-506, 2012.
11) Jensen C, Tejirian T, Lewis C, et al：Postoperative CPAP and BiPAP use can be safely omitted after laparoscopic Roux-en-Y gastric bypass. Surg Obes Relation Dis, **4**：512-514, 2008.
12) Liao p, Luo Q, Elsaid H, et al：Perioperative auto-titrated continuous positive airway pressure treatment in surgical patients with obstructive sleep apnea：A randomized controlled trial. Anesthesiology, **119**：837-847, 2013.
13) Lafferriere A, Liu J-K, Moss IR：Neurokinin-1 versus mu-opoid receptor binding in rat nucleus tractus solitarius after single and recurrent intermittent hypoxia. Brain Res Bull, **59**：307-313, 2003.
14) Ankichetty S, Wong J, Chung F：A systematic review of the effects of sedatives and anesthetics in patients with obstructive sleep apnea. J Anesthesiol Clin Pharmacol, **27**：447-458, 2011.
15) Hiremath AS, Hillman DR, James AL, et al：Relationship between difficult tracheal intubation and obstructive sleep apnea. Br J Anaesth, **80**：606-611, 1998.
16) Nagappa M, Mokhlesi B, Wong J, et al：The effects of continuous positive airway pressure on postoperative outcomes in obstructive sleep apnea patients undergoing surgery：A systematic review and meta-analysis. Anesth Analg, **120**：1013-1023, 2015.
   Summary 周術期のCPAP療法の現在までの臨床研究結果を基にメタアナリシスをした結果，周術期CPAP療法は合併症の発生頻度には差はなかったが，術後の無呼吸頻度（AHI）を有意に減少させた．
17) Meng L：Postoperative nausea and vomiting with application of postoperative continuous positive airway pressure after laparoscopic gastric bypass. Obes Surg, **20**：876-880, 2010.
18) Neligan PJ, Malhotra G, Fraser M, et al：Continuous positive airway pressure via the Boussignac system immediately after extubation improves lung function in morbidly obese patients with obstructive sleep apnea undergo-

ing laparoscopic bariatric surgery. Anesthesiology, **110**：878-884, 2009.

19) Ryan CF, Lowe AA, Li D, et al：Magnetic resonance imaging of the upper airway in obstructive sleep apnea before and after chronic nasal continuous positive airway pressure therapy. Am Rev Respir Dis, **144**：939-944, 1991.
Summary　CPAPがOSA患者の上気道の開存に与える長所を，MRIを用いて画像で明らかにした．口腔咽頭領域の開大と咽頭粘膜浮腫の軽減が，上気道開存の重要な因子である．

20) O'Gorman SM, Gay PC, Morgenthaler TI：Does autotitrating positive airway pressure therapy improve postoperative outcome in patients at risk for obstructive sleep apnea syndrome? A randomized controlled clinical trial. Chest, **144**：72-78, 2013.

21) Ayas NT, Patel SR, Malhotra A, et al：Autotitrating versus standard continuous positive airway pressure for the treatment of obstructive sleep apnea：Results of a meta-analysis. Sleep, **27**：249-253, 2004.
Summary　OSA患者の治療に適しているのは，APAPとCPAPのいずれであるのかを解析したメタアナリシス．治療効果に有意差はないが，設定圧などが両者で異なる．

22) Shapiro GK, Shapiro CM：Factors that influence CPAP adherence：an overview. Sleep Breath, **14**：323-335, 2010.
Summary　OSA患者のCPAPコンプライアンスに影響を与える医療社会因子を分析し，コンプライアンスの向上策を提言している．

23) Chung F, Nagappa M, Singh M, et al：CPAP in the perioperative setting：Evidence of support. Chest, 2015. http://dx.doi.org/10.1378/chest.15-1777
Summary　最新のOSA患者の周術期CPAP療法についてのレビュー．多数の引用文献から，CPAP療法の効果と限界について詳細に記述している．

新刊書籍

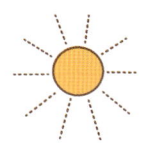

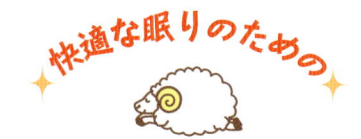

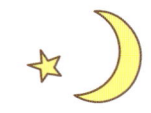

快適な眠りのための
睡眠習慣 セルフチェックノート

林 光緒
広島大学大学院総合科学研究科 教授
宮崎総一郎
日本睡眠教育機構 理事長
松浦倫子
エス アンド エー アソシエーツ

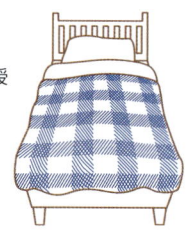

2015年4月発行
A5判　184頁
定価 1,944円
(本体価格 1,800円＋税)

医学的な睡眠の基礎知識、快眠のヒントが満載！
チェック項目に答えて、自分の眠りを見直す！
睡眠に悩む人へのアドバイスにも活用できる！

主な項目

第1部　健やかな眠りのために
睡眠の役割
睡眠は脳を創り、育てる
睡眠の構造と機能
睡眠と記憶、学力
睡眠のメカニズム
よい眠りのために―睡眠衛生
睡眠の評価と改善ツール

第2部　よく眠れていますか？
寝る時刻は決まっていますか？
昼寝をしていますか？
いつ夕食を食べていますか？
いつお風呂に入っていますか？
ふだん運動をしていますか？
夜、お茶やコーヒーを飲んでいますか？
夜、タバコを吸いますか？
眠れないとき、お酒を飲みますか？
寝る前に水を飲んでいますか？
寝る前にテレビやパソコン、携帯電話を使っていますか？
寝ることでストレスが解消できていますか？　ほか

第3部　寝苦しい夜を快適に過ごすために
部屋の照明
カーテン
枕・寝具・リネン類
寝間着
寝室の空気環境
夏の高温対策
冬の低温対策
騒音
就床時の音楽
香り　ほか

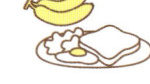

第4部　朝、快適に目覚めるために
平日の起床時刻は決まっていますか？
休日の起床時刻は？
自分で起きていますか？
朝日を浴びていますか？
朝食をとっていますか？
朝、カフェイン飲料を飲んでいますか？
朝、人と会話していますか？
朝、音楽を聴いていますか？
朝、お風呂に入りますか？
朝、運動をしていますか？　ほか

columun
「夕方以降にソファーなどで仮眠をとっています」
「悩みごとが頭から離れず眠れません」
「寝る前まで、昼光色の蛍光灯の下で過ごしています」
「休日は、平日より2時間以上も起きるのが遅くなります」　ほか

全日本病院出版会
お求めはお近くの書店または弊社ホームページまで！
〒113-0033　東京都文京区本郷3-16-4
http://www.zenniti.com
Tel：03-5689-5989
Fax：03-5689-8030

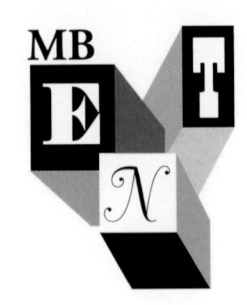

◆特集・睡眠時無呼吸症候群におけるCPAPの正しい使い方

CPAP患者への減量指導のポイント

坂根直樹*

Abstract 体重が増加するに従い，無呼吸低呼吸指数（AHI）は増加し，減量に伴いAHIは減少することが知られている．肥満を伴うCPAP患者が減量に成功することで，インスリン抵抗性や中性脂肪値も改善する．しかし，肥満を伴うCPAP患者に減量指導を行うと，「水を飲んでも太る体質だ」「つい食べてしまう」「夜の食事が遅い」「運動する時間がない」などと言い訳する．これを心理学では抵抗と呼んでいる．この心理学的抵抗を減らし，患者をやる気にさせる減量指導が我々医療従事者に求められている．そのためには，肥満と関連する健康障害について上手に説明し，ダイエットに取り組む気持ちにさせることが大切である．痩せる気持ちが高まったら，肥満に伴うCPAP患者の性格タイプや生活環境に注目し，刺激統制法やセルフモニタリングなどの行動科学的手法を用いて減量指導を行うことで，減量効果が高まることが期待される．

Key words 睡眠時無呼吸（sleep apnea），減量（weight loss），ポーションコントロール（portion control），アドヒアランス（adherence），抵抗（resistance）

はじめに

日本では中年男性において肥満者の割合が増加している．肥満は様々な合併症を引き起こす．特に，肥満症と診断する際に必須な健康障害のひとつとして「睡眠時無呼吸症候群」が含まれている．肥満と無呼吸が併存すると，慢性炎症が進行し，動脈硬化が促進される．体重が増加するに従い，無呼吸回数は増加し，体重が減少すると無呼吸回数も減少する[1]．欧米人に比べ，日本人は肥満の程度が軽くても閉塞型睡眠時無呼吸症候群（obstructive sleep apnea syndrome；OSAS）になりやすいことが知られている[2〜5]．中等度〜高度のOSASに対し，経鼻的持続陽圧呼吸（continuous positive airway pressure；CPAP）が行われる．CPAPをしている肥満者が減量に成功することで，インスリン抵抗性や脂質代謝異常が改善する[6]．しかし，肥満者に対し，「もっと体重を減らしなさい」と減量指導を行うと，「食べていないのに太る」「夜の食事が遅い」「運動する時間がない」「食事制限をすると力が出ない」「酒を止めるとストレスがたまる」などと言い訳することがある．これを心理学では「抵抗」と呼んでいる（図1）．肥満を伴うCPAP患者には，有効な減量指導が求められてる[7〜10]．そこで，本稿では「CPAP患者への減量指導のポイント」と題し，減量指導のコツについて概説する．

減量への動機づけは？

1．減量への動機づけ

減量を成功させるためには，減量する気持ちを高めることと痩せる環境を整備することが大切である．まずは，「20歳から体重がどのくらい増えましたか？」と尋ねてみよう（図2）．そうすると，患者は20歳からの体重の歴史を語ってくれる．その答えは様々である．「10 kg増えました」と数字のみ答える人もあれば，「結婚してから体重が増えた」「禁煙してから体重が増えた」など体重が

---

* Sakane Naoki, 〒612-8555 京都市伏見区深草向畑町1-1　国立病院機構京都医療センター臨床研究センター予防医学研究室，室長

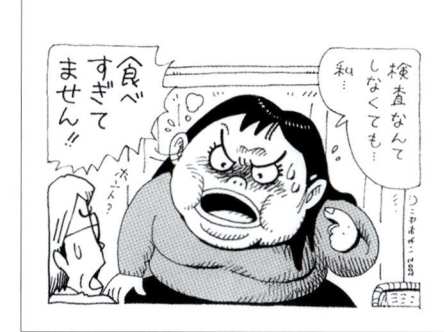

図 1. 肥満者の抵抗

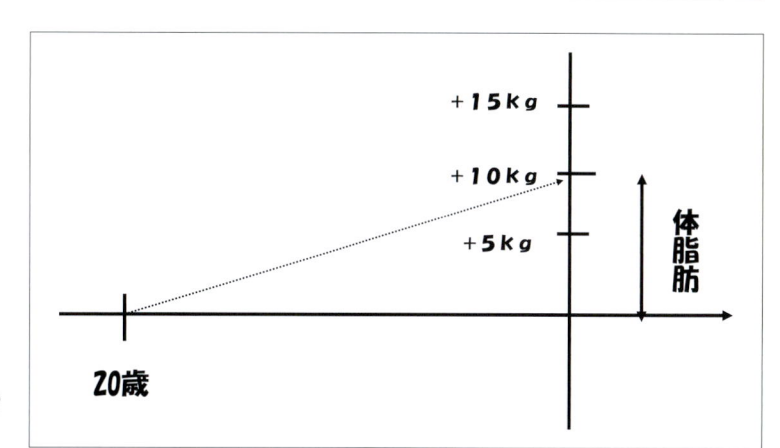

図 2. 20歳の時から体重は何 kg 増えた？

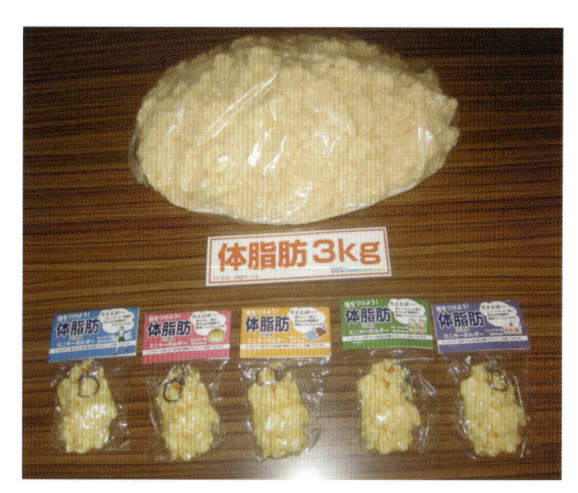

図 3. 体脂肪モデル（3 kg）と体脂肪キーホルダー

増えた原因を明かす人もいる．日本人の体重変化は男性は約 4 kg の増加に対し，女性は約 7 kg である．10 kg を超した時点から，糖尿病に対するリスクが高まるといわれている．「体重が 10 kg 増えた」と答えた人には，「身の回りのもので 10 kg のものはどんなものがありますか？」とイメージしてもらうとよい．米，砂糖，赤ちゃん 3 人分などいろいろな答えが返ってくる．肥満者には左脳（言語脳）に働きかけるよりも，右脳（イメージ脳）に働きかける方がよいのかもしれない．もし，20歳より体重が 15 kg 増えた人がいたなら，3 kg の体脂肪モデルをみせ持ってもらい，「これが 5 個分（3 kg×5＝15 kg）ついたのかもしれませんね」と説明してみる（図 3）．さらに，体脂肪が増えると，血糖や中性脂肪が増加するだけでなく，膝や腰に負担がかかることも補足する．それらの説明の後で，「こんなに膝や腰に負担がかかるんですね．少し痩せなければいけませんね」など動機づけの言葉が出たら，次の質問に移る．

2．過去のダイエット経験は？

「今までの人生の中で，最も重かった体重はいくらですか？」と過去の最大体重を尋ねる．もし，現在の体重が過去最大の体重よりも少なければ，何らかのダイエット法を試していることが推察される．初めてダイエットに取り組む人と何回もダイエットに挑戦している人もいる．相手の状況に

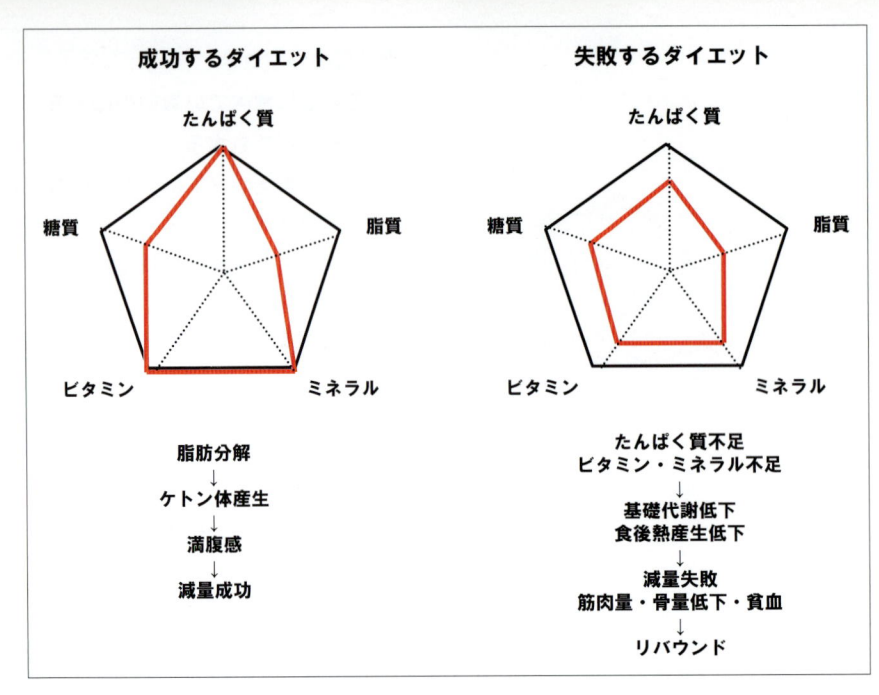

図 4. 成功するダイエット，失敗するダイエット

より減量指導を変える．自己流ダイエットで，リバウンドを繰り返している人もいる．ダイエットに挑戦したことがある人には「今まで，どんなダイエット法にチャレンジしたことがありますか？」と過去のダイエット経験を確認しておく．初めてダイエットに取り組もうとしている人には「ダイエットの基本についてお話しますね」と基本的なことについて触れる．何度もリバウンドしている人には「減量する方法は既にご存じだと思いますので，今度はリバウンドしないダイエット法についてお話しますね」とスタートするとよい．

3. 減量目標を決める

日本肥満学会の治療ガイドラインでは5%の減量が第1目標とされているが，米国で行われた男性694名を対象とする前向き観察研究では，10%以上の減量によって，無呼吸低呼吸指数（apnea-hyponea index；AHI）は約26%減少することが報告されている．肥満を伴うCPAP患者は，高度肥満を伴う場合が多く，10%以上の減量目標を掲げるとよい．つまり，100 kg なら 10 kg が第1の減量目標となる．一般的に，体脂肪を1 kg 減らすには7,000 kcal を減じる計算式が用いられているが，実際にはそうはならない．肥満の程度，現在の摂取エネルギー，身体活動量によって減量スピードは異なる．そういった代謝の変化も勘案さ

れた予測式があるので，参照されたい．

効果のあるダイエット法は？

1. 糖質制限は効果がありますか？

摂取エネルギーは，糖質×4 kcal＋たんぱく質×4 kcal＋脂質×9 kcal＋アルコール×7 kcal で算出される．成功するダイエットは，十分なたんぱく質をとり，糖質あるいは脂質を減じる必要がある（図4）．なぜなら，エネルギー制限をする際に，食事を抜くと，たんぱく質が足りなくなる可能性がある．たんぱく質摂取が少ないと，骨や筋肉が減る可能性がある．そうすると，骨折リスクが高まり，リバウンドしやすい体質となる．また，たんぱく質が不足すると，基礎代謝が低下する．減量に伴い基礎代謝を下げないためにも，肉・魚・大豆製品・乳製品などたんぱく質系の食品を積極的にとっておく必要がある．さらに，減量に伴い代謝を鈍らさないためには，ビタミンDやカルシウムが不足しないことに留意することが大切である．

最近，外来で多いのが「糖質制限は効果がありますか？」である．極端に糖質をすべて制限している人もあれば，夕方にお酒を飲みたいために，夕食だけ糖質を抜いているという人もいる．糖質制限食であれ，低脂肪食であれ，ある程度の減量

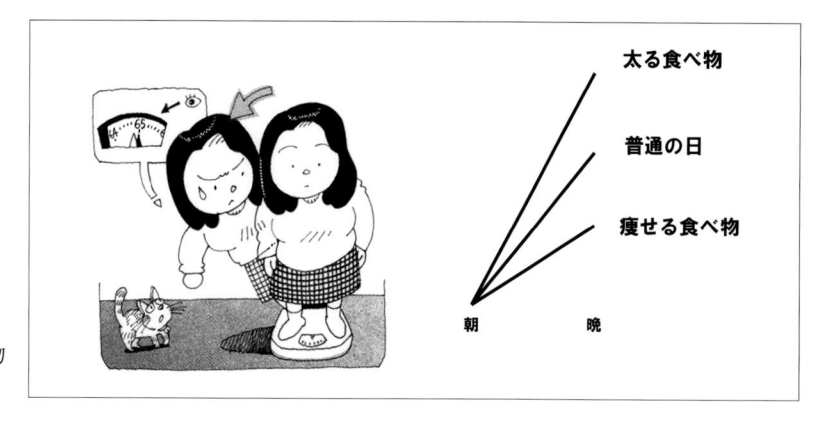

図 5.
太る食べ物，痩せる食べ物

効果が得られるが，様々な食事介入研究からわかったことは，食事を続けることができるのかというアドヒアランスがキーワードである．また，アドヒアランスを向上させるには，満足できるダイエット法をみつけることが大切である．そのキーワードは，たっぷりの野菜と良質な油の摂取である．

〈キーポイント〉好みに合わせるか？

最近，低脂肪か糖質制限か，好みに合わせたダイエット法の選択よりも新たなダイエット法に挑戦した方が効果的との報告もある[11]．新しいダイエット法を試してもらうのもよいかもしれない．

2．ずぼらな私にでもできるダイエット法は？

外来で減量指導していると，「カロリー計算は面倒」「自分はずぼらだから続かない」という人もいる．どのくらいのずぼら度であるかをチェックした後に，体重測定を提案してみよう[12]．太っている時は体重計にのりたくない．しかし，体重計にのりだすと，食事に気をつけるという心理を利用する．まずは，「体重計は家にありますか？」と尋ねてみよう．そう尋ねることで，体重測定の習慣を推察することができる．体重計の測定習慣がなければ，「一度，朝と晩に体重を測定して下さい」と提案してみる．平均すると，500g前後であるが，よく食べたり，飲んだりする人は朝と晩で1kg以上，体重は変動する．朝と晩の体重差が大きい時は，太りやすい食べ物（カレー，寿司，ラーメンなど）や痩せやすい食べ物を発見することができる（図5）．平日に体重が減り，休日に体重が増加するなど，週単位の変化の把握にも役立つ（図6）．グラフ化することで，見える化できる．最近

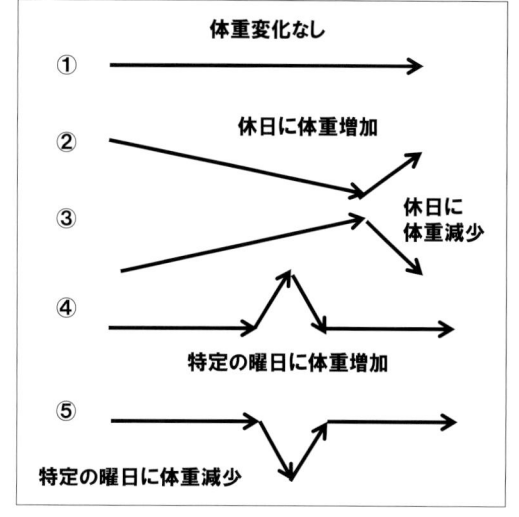

図 6．週単位で考える食事療法

では，便利なアプリなども登場しているので紹介してみてもよい．

〈キーポイント〉交代勤務者の体重測定

交代勤務や夜勤の人が朝と晩に体重を測定する習慣をつけるのは困難である．まずは，寝る前の体重測定を提案してみよう．

3．どのくらい食べたらいいのかわからない？

どのくらい食べたらよいのかわからないという方には，実際に減量食を体験してもらうとよい．海外では，肥満の食事療法の一つとしてポーションコントロールプレートが用いられている．その日本版のヘルシープレートを用いることで有意な減量効果が得られる[13]（図7）．ご飯など主食，おかず，野菜などをそれぞれの場所に盛り付けるだけで，カロリー計算しなくても500kcal以下となる．このプレートを用いることで，たっぷり野菜（200g程度）をとることができるので，満腹感も

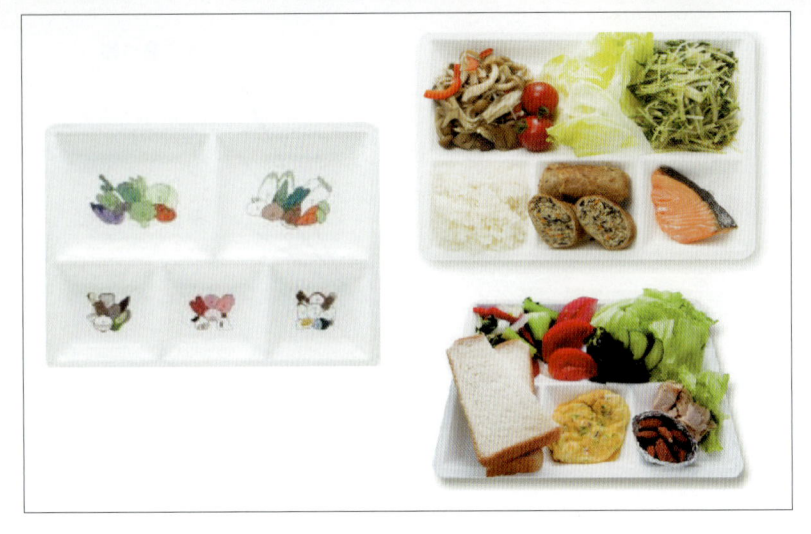

図7.
野菜たっぷりヘルシープレートの活用

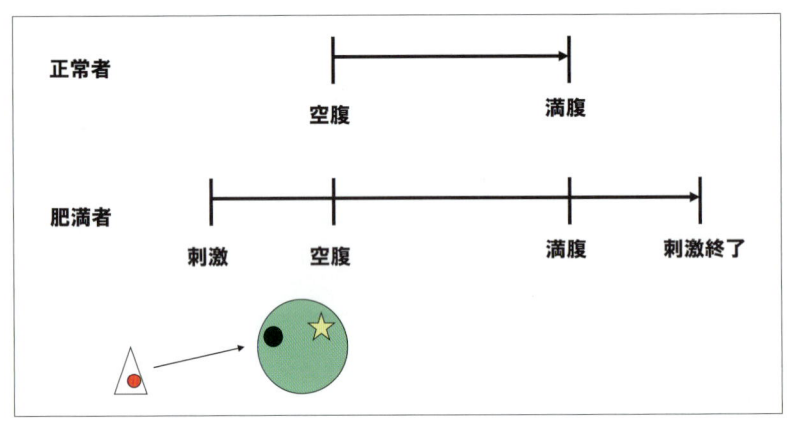

図8.
肥満者の心理

得られやすい．

〈キーポイント〉ポーションコントロールプレート

海外では，肥満の食事療法のひとつとしてポーションコントロールプレートが用いられている．大人用と子ども用があり，使い分けられている．

〈キーポイント〉食行動3因子

「つい食べてしまう」などの外発的摂食，「寂しいと食べてしまう」との情動的摂食，「小さなものを選ぶ」という意識的減食がある．ポーションコントロールは意識的減食にあたる．

4．つい食べてしまう人には？

肥満でない人は空腹になってから食べ始め，満腹になったら食べ終わる．それに対し，肥満者は誘惑に弱い．美味しそうな刺激があると食べ始めて，満腹になっても食べ終わらない．皿の中にものがなくなるまで食べ続ける(図8)．まずは，余分なものを食べないように食べたくなる刺激を減らす工夫を考える．目の前にお菓子を置かない，誘惑される地域は通らず，回り道をして帰る．家の中に食べ物をたくさん置いておかないことも大切である．そのためには，まとめ買いをしないくせをつける．空腹時に買い物をしない，食べるものを書いて行くなどの工夫ができるとよい．バイキングでお金を払った以上に食べる傾向がある人は，そういった店を予約しない．旅行で増える人は，動き回る旅行を計画したり，夕食を量より質のよいものをチョイスしたりするのもよい(表1)．

5．早食い対策は？

早食いを自認している人は多い．「ゆっくりよく噛んで食べなさい」や「1口，30回かみなさい」などの指導はあまり効果がないことが多い．なぜなら，食べ出すとゆっくりよく噛んで食べることを忘れてしまうからだ．そのため，ゆっくりよく噛む工夫を患者と立てられるとよい．箸置きを使って，一度箸を置いたり，1口が取りにくい細

表 1. 誘惑対策（刺激統制法）

項目	誘惑に弱いタイプ	誘惑対策
視覚	目の前に美味しそうなものがあるとつい食べてしまう	菓子類を目につく所に置いておかない（隠し方が大切）
嗅覚	美味しそうな匂いがすると食べたくなる	美味しそうな食品はふたをする，食べ物の匂いのする店の前など危険地帯を通らない（回り道をして帰る）
間食	袋を開けると，最後まで食べてしまう 残ったお菓子を食べてしまう	小袋の菓子を買う，食べる分だけ出して食べる
買い物	空腹時に買いすぎる，安売りがあると，ついつい買いすぎる	空腹時に買い物をしない，買い物リストを作る
食事	バイキングに行くと食べすぎる	食べ放題の店は予約しない
旅行	旅行に行くと太る	移動や動くことの多い旅行，量より質の夕食をチョイスする

い箸を使ってみてもよい．

6. 効果のある運動は？

減量に有効なのはウォーキングなどの有酸素運動であるが，膝や腰に問題がある人もいる．そういった人には膝を守る大腿四頭筋トレーニングやスクワットを紹介する．「運動する時間がない」という人には，細切れ運動やインターバル速歩[14]などを紹介する．最近，アプリなども充実してきているのでその紹介をするのもよい．

〈キーポイント〉細切れ運動

1回30分の運動と10分の運動を3回に分けた合計30分の細切れ運動であっても同様な減量効果が得られる．

〈キーポイント〉インターバル速歩

「さっさか歩き」と「ゆっくり歩き」を数分間ずつ交互に繰り返すウォーキング法で，筋力・持久力を向上させることができる．

リバウンド予防

減量成功後に，その体重を維持するのは困難であることが多い．減量体重の維持には，運動習慣，満足した食事，休日の過ごし方，体重測定が関係している．減量後には膝への負担が少なくなっているため，運動の習慣化を進める．また，睡眠不足はリバウンドと関連している．Knutsonらの報告によると睡眠不足によりレプチンが減少し，グレリンが増加することで，空腹感が増し，炭水化物や塩辛い物を好むようになる．

〈キーポイント〉休日

低脂肪食，地中海食，糖質制限を比較したDIRECT研究では，減量成功後にリバウンドしたきっかけは休日だったと報告されている．

おわりに

肥満を伴うCPAP患者に，食事や減量指導を行うことで，インスリン抵抗性や脂質異常の改善のみならず，CPAPアドヒアランスの向上も期待される[15]．効果的な減量指導ができるようコミュニケーションスキルを身につけておきたい．

文 献

1) Pi-Sunyer X：The Look AHEAD Trial：A Review and Discussion Of Its Outcomes. Curr Nutr Rep, 3(4)：387-391, 2014.
2) Aihara K, Oga T, Harada Y, et al：Analysis of anatomical and functional determinants of obstructive sleep apnea. Sleep Breath, 16(2)：473-481, 2012.
3) Tuomilehto H, Seppä J, Uusitupa M, et al：The impact of weight reduction in the prevention of the progression of obstructive sleep apnea：an explanatory analysis of a 5-year observational follow-up trial. Sleep Med, 15 (3)：329-335, 2014.
   Summary 体重が5％以上痩せた群では，5年間の観察期間の間に無呼吸指数の低下やOSASへの進展が抑制された．
4) Feigel-Guiller B, Drui D, Dimet J, et al：Laparoscopic Gastric Banding in Obese Patients with Sleep Apnea：A 3-Year Controlled Study and Follow-up After 10 Years. Obes Surg. 2015 Feb 22.［Epub ahead of print］
5) Kajaste S, Brander PE, Telakivi T, et al：A cognitive-behavioral weight reduction program in the treatment of obstructive sleep

apnea syndrome with or without initial nasal CPAP：a randomized study. Sleep Med, **5**(2)：125-131, 2004.

6) Chirinos JA, Gurubhagavatula I, Teff K, et al：CPAP, weight loss, or both for obstructive sleep apnea. N Engl J Med, **1370**(24)：2265-2275, 2014.
   Summary　CRP＞1 mg/d*l* の肥満と OSAS 患者において CPAP 単独より，減量を併用した方がインスリン抵抗性と中性脂肪の改善が認められた．

7) Redenius R, Murphy C, O'Neill E, et al：Does CPAP lead to change in BMI? J Clin Sleep Med, **4**(3)：205-209, 2008.

8) Helena I, Margareta E, Eva L, et al：Tailored behavioral medicine intervention for enhanced physical activity and healthy eating in patients with obstructive sleep apnea syndrome and overweight. Sleep Breath, **18**(3)：655-668, 2014.
   Summary　肥満と睡眠時無呼吸患者 73 名に介入を行ったところ，身体活動量に変化を認めなかったが，健康的な食事の改善が認められた．

9) Araghi MH, Chen YF, Jagielski A, et al：Effectiveness of lifestyle interventions on obstructive sleep apnea (OSA)：systematic review and meta-analysis. Sleep, **36**(10)：1553-1562, 2013.

10) Young D, Collop N：Advances in the treatment of obstructive sleep apnea. Curr Treat Options Neurol, **16**(8)：305, 2014.
    Summary　中等度や高度の OSAS 治療の第 1 選択は CPAP であるが，肥満者に減量が推奨される．しかし，減量手術と従来法との差は認められていない．

11) Yancy WS Jr, Mayer SB, Coffman CJ, et al：Effect of Allowing Choice of Diet on Weight Loss：A Randomized Trial. Ann Intern Med, **162**(12)：805-814, 2015.

12) Oshima Y, Matsuoka Y, Sakane N：Effect of weight-loss program using self-weighing twice a day and feedback in overweight and obese subject：a randomized controlled trial. Obes Res Clin Pract, **7**(5)：e361-e366, 2013.

13) Yamauchi K, Katayama T, Yamauchi T, et al：Efficacy of a 3-month lifestyle intervention program using a Japanese-style healthy plate on body weight in overweight and obese diabetic Japanese subjects：a randomized controlled trial. Nutr J, **13**：108, 2014.

14) Karstoft K, Winding K, Knudsen SH, et al：Mechanisms behind the superior effects of interval vs continuous training on glycaemic control in individuals with type 2 diabetes：a randomised controlled trial. Diabetologia, **57**(10)：2081-2093, 2014.

15) Hood MM, Corsica J, Cvengros J, et al：Impact of a brief dietary self-monitoring intervention on weight change and CPAP adherence in patients with obstructive sleep apnea. J Psychosom Res, **74**(2)：170-174, 2013.
    Summary　軽症や中等度の OSAS 男女 40 名に対し食事記録などの食事介入を 6 週間行ったところ，減量と CPAP アドヒアランス向上がみられた．

患者の治療やケアの向上に… 自分の生活習慣を見直すきっかけに…
睡眠のことをもっと知りたい，すべての人へ

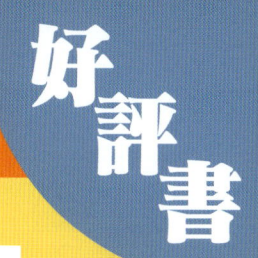

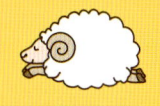

好評書

医療・看護・介護のための 睡眠検定ハンドブック

CONTENTS

はじめに
1. 睡眠学とは　　　　　　　　　　宮崎総一郎
2. 睡眠検定とは　　　　　　　宮崎総一郎，佐藤尚武

第1章　睡眠の科学的基礎
Ⅰ　総論
1. 睡眠の役割と多様性　　　　　　井上昌次郎
2. 睡眠と文化，暮らし　　　　　　堀　忠雄
3. 脳のメカニズム　　　　　　　　北浜邦夫
4. 睡眠と健康　　　　　　　　　　佐藤尚武
Ⅱ　睡眠の基礎知識
1. 睡眠のメカニズム　　　　　　　北浜邦夫
2. 睡眠構築　　　　　　　　　　　林　光緒
3. 睡眠時間　　　　　　　　　　　宮崎総一郎
4. 睡眠の個人差　　　　　宮崎総一郎，林　光緒
5. 生体リズム　　　　　　　　　　林　光緒
6. 睡眠環境　　　　　　　　　　　林　光緒
7. 睡眠と嗜好品　　　　　　　　　林　光緒
8. 睡眠と運動　　　　　　　　　　小林敏孝
9. 睡眠と学習　　　　　　　　　　堀　忠雄

第2章　睡眠知識の応用と指導
Ⅰ　睡眠知識の応用
1. 睡眠と社会　　　　　　森国　功，宮崎総一郎
Ⅱ　睡眠相談
1. 睡眠相談のための12の指針　宮崎総一郎，佐藤尚武
2. 睡眠相談技術　　　　　　　　　田中秀樹
Ⅲ　看護・介護と睡眠
1. 看護・介護現場での睡眠　　　　尾﨑章子
2. 高齢者の睡眠に関する事例　　　尾﨑章子ほか
Ⅳ　健やかな眠りのために
1. 睡眠衛生指導の実際　　　　　　宮崎総一郎
2. 仮眠の効用　　　　　　　　　　林　光緒
3. 緊急時の仮眠のとり方　　森国　功，宮崎総一郎

第3章　睡眠障害とその予防
Ⅰ　主な睡眠障害
1. 睡眠の評価　　　　　　　　　　田中秀樹
2. 不眠症　　　　　　　　　原田大輔，伊藤　洋
3. 過眠症　　　　　　　　　原田大輔，伊藤　洋
4. 概日リズム睡眠障害　　　原田大輔，伊藤　洋
5. 睡眠不足症候群　　　　　　　　宮崎総一郎
6. 睡眠呼吸障害　　　　　　　　　宮崎総一郎
Ⅱ　高齢者の睡眠障害
1. 高齢者の不眠症　　　　　　河野公範，堀口　淳
2. 睡眠時随伴症　　　　　　　河野公範，堀口　淳
3. 睡眠関連運動障害　　　　　河野公範，堀口　淳
Ⅲ　睡眠薬の効用と注意点
1. 睡眠薬はどのように効くのか　青木　亮，伊藤　洋

睡眠健康指導士とは　　　　　　宮崎総一郎，佐藤尚武
睡眠健康指導士に期待すること　　　　　粥川裕平

※睡眠検定…日本睡眠教育機構により，2013年秋よりスタート。
　詳細は睡眠健康大学のHP（http://sleep-col.com/）まで。

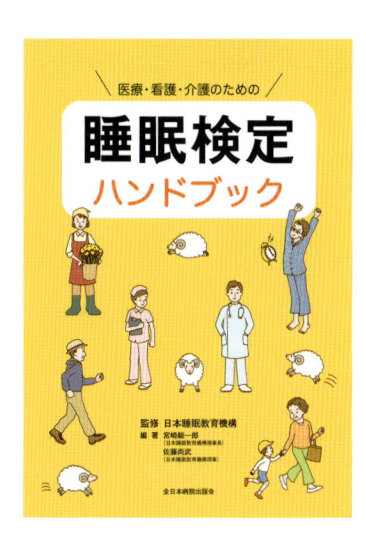

睡眠について正しい知識を身につけたい！そんな声に応えて，睡眠検定のテキストができました。睡眠に関する多彩な分野のエキスパートを執筆陣に迎え，睡眠の基礎から，医療・看護・介護現場での実践的な知識まで，幅広く学べる一冊です。

監修 日本睡眠教育機構
編著 宮崎総一郎・佐藤尚武
B5判・216頁
定価3000円+税
2013年10月発行

全日本病院出版会
〒113-0033　東京都文京区本郷3-16-4　Tel：03-5689-5989
http://www.zenniti.com　　　　　　　　Fax：03-5689-8030
お求めはお近くの書店または弊社ホームページまで！

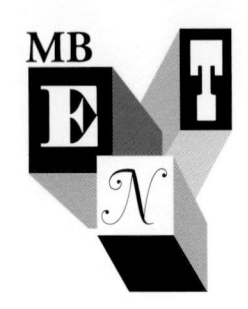

◆特集・睡眠時無呼吸症候群におけるCPAPの正しい使い方

小児へのCPAP治療

加藤久美*1 谷池雅子*2

Abstract 小児の閉塞性睡眠時無呼吸治療の第一選択はアデノイド・口蓋扁桃摘出術である．CPAPを選択するのは，小顎症や顔面正中部低形成，筋緊張低下等のため手術治療にて改善しなかった児，手術治療にて改善が見込めないまたは手術できない基礎疾患を持つ児，肥満の児など，複雑な基礎疾患を持つ児である．小児のCPAP適応基準は存在せず，我が国では小児に終夜睡眠ポリグラフ検査を実施できる施設は極めて限られており，小児科領域では慢性呼吸不全として非侵襲的陽圧換気療法（NPPV）が選択されることも多い．小児用のCPAP機器は存在せず，マスクの選択肢は少なく，ヘッドギアのサイズが合わないことも多い．成人用の鼻マスクをフルフェイスマスクとして用いる，ヘッドギアが合わない場合に他のマスクのヘッドギアを用いるなどの工夫が求められる．小児のCPAP治療のために最も重要なことは，養育者や児への教育である．

Key words 小児の閉塞性睡眠時無呼吸（pediatric obstructive sleep apnea），アデノイド・口蓋扁桃摘出術（adenotonsillectomy），持続陽圧呼吸（continuous positive airway pressure），非侵襲的陽圧換気療法（noninvasive positive pressure ventilation），肥満（obesity），頭蓋顎顔面奇形（craniofacial anomaly）

小児CPAPの適応

1．小児の閉塞性睡眠時無呼吸—なぜ治療が必要なのか—

小児の閉塞性睡眠時無呼吸（pediatric OSA：obstructive sleep apnea）の有病率は1〜4%とされ[1]，新生児期〜思春期のあらゆる年代に生じるが，アデノイド・口蓋扁桃肥大が著明となる3〜6歳の未就学児が好発年齢である．小児OSAの原因の大部分はアデノイド・口蓋扁桃肥大である．この他に肥満，単純性肥満だけでなくダウン症候群やプラダー・ウィリー症候群などの症候性肥満を引き起こす先天奇形症候群，小顎症や顔面正中部低形成などの頭蓋顎顔面奇形を有する先天奇形症候群や軟骨無形成症などの骨系統疾患，筋ジストロフィーなどの神経筋疾患もリスク因子となる[2]．

小児OSAは小児の成長・発達に影響を及ぼす．成人では眠気・居眠りが最も顕著な症状であるが，小児においては学業不振や日中の情緒・行動面の症状がみられやすいのが特徴であり，多動性，行動の問題，学習上の問題が睡眠障害国際分類第3版の診断基準に含まれている[1]．診断基準を表1に示す．

また，小児OSAに重篤な合併症が起こることがある．低年齢児，とくに頭蓋顎顔面奇形や先天奇形を持つ児では成長障害を生じやすい．また，心機能，血行動態に大きく影響することがあり，とくに肺高血圧などの肺循環に対する影響は臨床的に問題となる[3]．

小児OSAで低身長，やせを認める児において，治療後に身長，体重がキャッチアップすることを

---

*1 Kato Kumi, 〒210-0024 神奈川県川崎市川崎区日進町1-50 太田総合病院記念研究所附属診療所太田睡眠科学センター，医長／〒565-0871 大阪府吹田市山田丘2-2 大阪大学大学院連合小児発達学研究科
*2 Taniike Masako, 大阪大学大学院連合小児発達学研究科，教授

表 1. 睡眠関連疾患国際分類第 3 版[1]　小児の閉塞性睡眠時無呼吸の診断基準
＊筆者による翻訳

基準 A と B の両方に合致する
A．以下の 1 つまたはそれ以上が存在する：
　1．いびき
　2．小児の睡眠中の努力様，奇異性または閉塞性呼吸
　3．眠気，多動性，行動上の問題または学習上の問題
B．睡眠ポリグラフにて以下の 1 つまたは両方がある：
　1．睡眠 1 時間あたりの閉塞性無呼吸，混合性無呼吸または低呼吸が 1 回以上[*1]
　　　　　または
　2．総睡眠時間のうち少なくとも 25％以上の時間で高二酸化炭素血症（$PaCO_2$ > 50 mmHg）を呈することで定義される閉塞性低換気を以下の 1 つ以上に随伴し認める：
　　　a．いびき
　　　b．鼻圧トランスデューサーの吸気時波形の平坦化
　　　c．胸腹部の奇異的運動
[*1]呼吸イベントの定義は米国睡眠医学会マニュアルの最新バージョンに従う

しばしば経験する．発達面においても，治療後に多動性やイライラが改善する児を経験することは多く，治療後に行動面の問題が有意に改善するとの報告がある[4]．小児の健やかな発育・発達のために小児 OSA に対し治療介入を行うべきである．

2．アデノイド・口蓋扁桃摘出術

小児 OSA 治療の第一選択はアデノイド・口蓋扁桃摘出術である．米国小児科学会の 2012 年の小児 OSA の診断と管理についてのレビューにおいてもアデノイド・口蓋扁桃摘出術が第一選択であると述べられている．しかし，13～29％に手術治療後も OSA が残存するとされており，リスクが高いのは，肥満，8 歳以上，手術前の無呼吸低呼吸指数（apnea hypopnea index；AHI）が 20 以上のケースである[5]．

3．CPAP 治療

CPAP 治療を選択するのは，手術治療で改善しない場合や手術治療効果が望めないケースであり，頭蓋顎顔面奇形や症候性肥満を呈する基礎疾患を持つ児，神経筋疾患の児，肥満の児である．肥満児においては，CPAP が治療の第一選択であるとされている[5]．

我が国の健康保険における CPAP 適応基準は，終夜睡眠ポリグラフ検査（polysomnography；PSG）では AHI 20/h，簡易モニタでは AHI 40/h であるが，これは成人を対象に定められたものであり，小児における CPAP の適応基準はない．基礎疾患，臨床症状，睡眠の分断や多呼吸や努力呼吸などの PSG 所見，児と家族の治療に対する受け入れや治療意欲などを鑑み，CPAP 治療について検討すべきである．

小児における CPAP 治療

1．治療デバイス

米国食品医薬品局（FDA）は 7 歳未満または体重 40 ポンド（18.2 kg）未満の児の陽圧換気療法を認可していない．在宅での CPAP，NPPV 機器については小児用の機器は存在せず，成人と同じ機器を用いて治療する．近年，小児用の小さなサイズのマスクも増えてきてはいるものの，成人に比べるとはるかに種類が少ない．成人の鼻マスクを小児のフルフェイスマスクとして用い，ヘッドギアのサイズが合わない場合に，他のマスクのヘッドギアを用いるなどの工夫が必要となる．フルフェイスマスクの使用については，口腔内分泌物の多い症例や，自身でマスクを外すことができない場合には，誤嚥や窒息など安全性の面から避けることが望ましい．鼻マスクで開口してしまい空気もれが生じる場合，チンストラップを装着して下顎を挙上させることが有効な場合もある．

2．CPAP か NPPV か？

我が国では CPAP は睡眠時無呼吸，NPPV は呼吸不全に対する治療法であり保険適応が異なる．NPPV では吸気圧，呼気圧，吸気時間や吸気時の圧の上がり方や呼吸バックアップ数などを細かく設定することができ，CPAP の呼気リリーフ機能に比べ吸気と呼気に大きな圧差を設けること

も可能である．CPAP では PSG や簡易モニタでの AHI の値が保険請求において必要であるのに対し，呼吸不全に対し NPPV を処方する場合には AHI の値は必要ない．そのため，検査手法を持たない小児科では，呼吸不全として NPPV が処方されている現状がある．CPAP と NPPV では保険点数が大きく異なり，小児 OSA に対し CPAP と NPPV をランダムに振り分けた研究にて，両者とも有効でありアドヒアランスに有意差がないとの報告があり[6]，医療コストの面からも CPAP を選択すべきであると考えられる．ただし，呼吸不全や心不全があるケースでは NPPV も選択されるべきである．

3．CPAP の導入

CPAP 治療を受ける児は，肥満や頭蓋顎顔面奇形を呈する基礎疾患，神経筋疾患を持つため，知的発達に遅れがある児でも受け入れやすいプログラムとすべきである．外来で CPAP 装着を試す，家庭でもマスク装着練習するなど，装着に慣れるための工夫が必要であり，治療の意義，マスクの装着，機器の取り扱いを児と養育者にわかりやすく説明することが重要である．可能であれば PSG 下にてタイトレーションスタディを実施し，閉塞性呼吸イベントが減少し，覚醒反応，中枢性無呼吸が増加しない適正圧を判定することが望ましい．タイトレーションスタディができなくても，オート CPAP 機能を用い，機器データをチェックしながら設定を調整していくのも方法である．

鼻閉や乾燥感が強い場合には加温加湿器や加温チューブの処方，吐きにくさがある場合には呼気時に圧を下げる呼気リリーフ機能の追加，開口してしまう場合はチンストラップを追加するなど，機器データをみながら，リークが少なく装着時間が伸びるように調整していく．児の成長により必要圧が変化するため，定期的な評価が必要である[5]．

とくに低年齢児，児自身でマスクの調整や装着ができない，言葉で痛みを表現できない児の場合，マスクを強く締め過ぎて顔面皮膚に損傷を生じる可能性があるため，適切なマスクの調整方法を養育者に指導すべきである．

4．アドヒアランスの問題

小児 CPAP 治療で最も問題となるのは，アドヒアランスの問題である．小児 CPAP のアドヒアランスは年齢に逆比例し，OSA の重症度や CPAP 圧には関連せず，養育者の教育が最も関連するとの報告があるが[7]，筆者の経験においても，CPAP 装着によっていびきや無呼吸が改善されても，養育者が治療に熱意を持てない，学習面や行動面など日中の問題に変化がないケースでは脱落しやすい印象である．児の CPAP 治療のためには，養育者への働きかけが最も重要である．

5．顎発達への影響

5 歳から 10 年間肥満のため CPAP 治療を行った症例で顔面正中部低形成をきたしたとの症例報告があり[8]，長期間の CPAP 治療は顎顔面，歯の成長に影響する可能性が指摘されている[5]．筆者自身は頭蓋顎顔面奇形のない小児 CPAP 症例で顔面正中部の低形成をきたした経験はないが，長期に CPAP を使用する例に定期的に顎成長の評価を実施し検討していきたい．

小児 CPAP 治療の経験

表 2 に太田睡眠科学センターでの陽圧呼吸療法(PAP)導入例，表 3 に大阪大学医学部附属病院睡

表 2．太田睡眠科学センターにて 2010 年 1 月～2015 年 8 月に陽圧呼吸療法(PAP)を新規処方した 15 歳未満の 8 症例
No.5 は CPAP ではなく非侵襲的陽圧換気療法(NPPV)を処方している
*は簡易モニタでの診断

No.	診断時 AHI(/h)	CPAP 導入時年齢	基礎疾患
1	14.3*	7y4m	高度肥満
2	14.3	7y5m	先天奇形症候群の疑い
3	70.1	9y7m	軟骨無形成症
4	4.8	9y8m	高度肥満，注意欠如・多動性障害
5	53.5	10y5m	先天性心疾患
6	96.3	12y10m	ターナー症候群
7	76.1*	13y0m	高度肥満，反抗挑戦性障害
8	49.6	13y11m	トリーチャーコリンズ症候群

表 3. 大阪大学医学部附属病院小児科睡眠外来で 2014 年 7 月～2015 年 6 月に陽圧呼吸療法(PAP)を処方した 15 歳未満の 16 症例 神経外来，骨代謝外来での処方例は含まない

No.	診断時AHI(/h)	CPAP導入時年齢	基礎疾患
1	12.8	0y6m	先天性喘鳴
2	31.7	0y6m	先天奇形症候群
3	4.8	1y3m	ダウン症候群，先天性心疾患
4	53.6	2y6m	先天奇形症候群
5	26.7	2y7m	口蓋裂，ピエールロバン症候群
6	9.8	2y11m	ダウン症候群
7	14.5	2y8m	口蓋裂
8	26.6	3y10m	先天奇形症候群
9	109.1	4y5m	先天奇形症候群
10	5.1	5y2m	口蓋裂
11	70.1	6y0m	高度肥満，自閉症，注意欠如・多動性障害
12	74.9	6y3m	精神発達遅滞
13	115.1	8y0m	染色体異常の疑い
14	21.7	8y3m	注意欠如・多動性障害
15	49.0	13y8m	ダウン症候群
16	52.5	14y7m	ダウン症候群，自閉症

眠外来での導入例を示す．いずれも，ダウン症候群や先天奇形症候群などの基礎疾患をもつ児が多く，大学病院では導入年齢が低い傾向にあり，睡眠センターでは肥満児の割合が高い．低年齢児では口蓋裂のケースが多く，歯科口腔外科との連携が必要となる．先天性心疾患の児もあるため，小児循環器科との連携も求められる．

最後に

小児 CPAP 治療は小児科の中でも循環器科，神経科，骨代謝科，内分泌代謝科など多分野にまたがり，耳鼻咽喉科，歯科口腔外科，児童精神科など，多科との連携が必要となる．また，養育者への教育が重要な点より，看護師，検査技師，心理士などのコメディカルの協力も不可欠である．

文 献

1) American Academy of Sleep Medicine：International classification of sleep disorders, 3rd ed：Diagnostic and coding manual：63-68, Westchester, Illinois：AMERICAN ACADE-MY OF SLEEP MED, 2014.
　Summary 小児 OSA の最新の診断基準．病態，有病率，症状，リスクファクターや合併症について述べている．
2) 加藤久美：睡眠呼吸障害．谷池雅子(編)：29-35, 日常生活における子どもの睡眠障害．診断と治療社, 2015.
3) 澤田博文，大橋啓之，三谷義英：心疾患．谷池雅子(編)：103-107, 日常生活における子どもの睡眠障害．診断と治療社, 2015.
4) Marcus CL, Moore RH, Rosen CL, et al：A randomized trial of adenotonsillectomy for childhood sleep apnea. N Engl J Med, 368：2366-2376, 2013.
　Summary 小児 OSA における CHAT(Childhood Adenotonsillectomy Trial)スタディの結果，手術治療群では経過観察群に比べ，行動面の問題と QOL が改善した．
5) Marcus CL, Brooks LJ, Draper KA, et al：Diagnosis and management of childhood obstructive sleep apnea syndrome. Pediatrics, 30：e714-755, 2012.
　Summary 小児 OSA に関する 3,166 タイトルの文献をレビューした．治療の第一選択はアデノイド・口蓋扁桃摘出術である．

6) Marcus CL, Beck SE, Traylor J, et al : Randomized, double-blind clinical trial of two different modes of positive airway pressure therapy on adherence and efficacy in children. J Clin Sleep Med, 8 : 37-42, 2012.
7) DiFeo N, Meltzer LJ, Beck SE, et al : Predictors of positive airway pressure therapy adherence in children : a prospective study. J Clin Sleep Med, 8 : 279-286, 2012.
8) Li KK, Riley RW, Guilleminault C : An unreported risk in the use of home nasal continuous positive airway pressure and home nasal ventilation in children : mid-face hypoplasia. Chest, 117 : 916-918, 2000.

Summary　小児CPAP 56例のアドヒアランスを追跡した．23％が肥満で神経発達的な障害を呈し，養育者への教育が重要である．

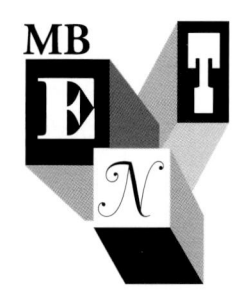

◆特集・睡眠時無呼吸症候群におけるCPAPの正しい使い方

高齢者のCPAP治療の適応と問題点

西山彰子[*1] 宮崎総一郎[*2] 駒田一朗[*3]

Abstract 閉塞性睡眠時無呼吸(obstructive sleep apnea;OSA)は，加齢に伴い増加する．若年・中年期に発症し継続しているOSAと高齢発症のOSAは，病態が異なる可能性が高いことが近年報告されている．OSAを認める高齢者に対するCPAP処方は，若年・中年OSAとは異なる視点で考える必要がある．

高齢者のOSAは，無治療の場合，心血管障害による死亡率が若年者ほど高くないことが明らかとなっている．一方で，認知症とOSAとの関連が，近年報告されている．OSAが夜間頻尿や睡眠障害(中途覚醒)の原因となる場合もある．

高齢者のCPAP治療は，年齢で一律に方針を決めるのではなく，個々の病態によって適応を考えるべきであろう．

Key words 高齢者(elderly)，OSA(obstructive sleep apnea)，CSA(central sleep apnea)，CPAP(continuous positive airway pressure)，夜間頻尿(nocturia)，認知機能低下(cognitive impairment)

はじめに

世界保健機関(WHO)の定義では，65歳以上を高齢者としている．総務省の人口推計によると，日本の高齢者は2015年9月の時点で3,384万人，総人口に占める割合は26.7%となった．

加齢に伴い閉塞性睡眠時無呼吸(obstructive sleep apnea：以下，OSA)の頻度は高くなる．高齢者へのCPAP治療は，どのように考えるべきか？高齢者の特徴，CPAPの適応，高齢者で注意すべき事項について概説する．

高齢OSAの特徴

1．加齢に伴ってOSAは増加する

高齢OSAの頻度については，1991年にAncoli-Israelら[1]が，65歳以上の高齢者の約60%に認めたと報告したことが最初の疫学調査とされている．これは，427名の高齢者(平均72.5歳)について，在宅での睡眠検査(4チャネルのみ：胸部および腹部の呼吸モニターバンドおよび下肢筋電図，手首での活動計)を行ったもので，RDI≧10/hが62%に，無呼吸(AI)≧5/hが24%に認められた(RDIについては後述)．

のちの論文[2]でAncoli-Israelは，1980年代当時としては大規模な調査であったが，この報告後，さらに大規模な多くの疫学調査が報告されるようになったと振り返っている．

最近の報告[3]では，Wisconsin Sleep Cohort Studyで1,520名の調査の結果，無呼吸低呼吸指数(apnea hypopnea index；AHI)≧15/hの頻度

[*1] Nishiyama Akiko, 〒525-0054 滋賀県草津市東矢倉3-34-52 近江草津徳洲会病院睡眠外来／〒600-8872 京都市下京区西七条南東野町158 耳鼻咽喉科西山医院
[*2] Miyazaki Soichiro, 〒460-0012 愛知県名古屋市中区千代田5-14-22 中部大学名古屋キャンパス 中部大学生命健康科学研究所，特任教授
[*3] Komada Ichiro, 〒520-0846 滋賀県大津市富士見台16-1 独立行政法人地域医療機能推進機構滋賀病院耳鼻咽喉科，部長

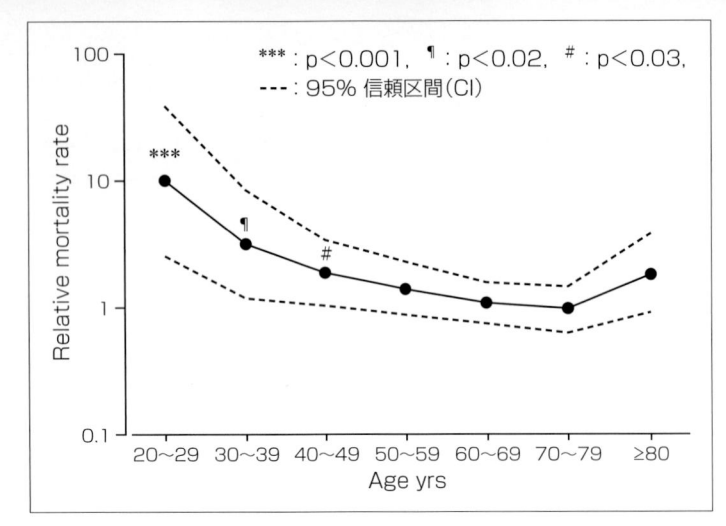

図 1.
RDI>50 の年齢別 相対死亡率
睡眠医療センターで睡眠検査を施行した 13,853 名の成人男性（20～93 歳，平均 48.4 歳）について死亡と RDI との相関を調べた調査．平均観察期間 4.6±2.2 年．調査期間中の死亡者は 363 名（2.6%）．相対死亡率を国内統計の一般の年代別死亡率と比較した結果，RDI>50 の群では，20代，30代，40代で死亡率が有意に高く，50歳以降では，有意差を認めなかった
（文献 14 より）

は，30～49 歳の男性 10%，女性 3%，50～70 歳の男性 17%，女性 9% と報告されている．同じグループでの 20 年前の頻度に比べて増加傾向を認め，肥満者の増加が原因かと考察されている．

加齢により OSA が増加する機序については，上気道開大筋であるオトガイ舌筋の筋力低下[4]や，咽頭レベルの脂肪組織の増加[5]，夜間に起こる末梢から体幹，頸部への体液シフトが加齢により増加すること[6]などが報告されている．

Edwards ら[7]は，CPAP 治療中の若年者（平均 32.2 歳）と高齢者（平均 64.7 歳）の患者ボランティアについて，CPAP 圧を治療圧から非治療圧に低下させたときの気流の変化について比較したところ，高齢者ではより閉塞が起こりやすかったと報告している．

菊池ら[8)9]は，高齢者の機能低下による咽頭所見（舌根の落ち込み，舌背の高位，軟口蓋の低緊張など）を，視診上の「ゆるみ」と表現して，「ゆるみ」の有無を観察することで，中年期から継続している OSA か高齢発症の OSA か判別することを提案している．

2．中枢性無呼吸（central sleep apnea：以下，CSA）の合併頻度が増加する

加齢に伴い心疾患や腎疾患を合併すると，CSA が増加する[10]．

Calvin ら[11]は，心不全患者 62 名に PSG 検査を行い，7 例（11.3%）が OSA（無呼吸低呼吸イベントの 50% 以上が閉塞性），29 例（46.8%）が CSA（50% 以上が中枢性），26 例（41.9%）が AHI：15/h 未満であったと報告している．

高齢者では，簡易検査を行うと，呼吸障害指数（respiratory disturbance index；RDI）が予想以上の高値を示す場合がある．睡眠ポリグラフ検査（polysomnography；PSG）での精査が望ましいが，呼吸気流波形と酸素飽和度波形をモニター上で確認すると，OSA か CSA か推定することは可能である．OSA は，呼吸再開時の気流波形の振幅が増大するが，CSA は，呼吸停止前と同様の振幅のことが多く，特にチェーンストークス呼吸では，特徴的な漸増，漸減の糸巻き型の波形となる．酸素飽和度波形は，OSA では呼吸再開後に速やかに回復するが，CSA では，低下がゆるやかで，回復もゆるやかな波形を示すことが多い．機種により呼吸努力波形（胸部ベルトで計測）が付属されている場合は，これも参考になる．

（注）RDI は，AHI（apnea-hypopnea index：無呼吸低呼吸指数）と同義の場合と，簡易検査での 1 時間あたりの無呼吸低呼吸指数を示す場合がある．

2014 年に出された睡眠障害国際分類第 3 版（ICSD-3）では，簡易検査を OCST（out-of-center sleep testing），RDI を REI（respiratory event index）と表現している．

3．高齢 OSA 患者は，日中の眠気などの自覚症状が乏しい

家族からいびきや無呼吸を指摘されて受診する

が，自覚症状の乏しい高齢者をしばしば経験する．

池上ら[12]は，同等の重症度で CPAP 加療中の若年者と高齢者(≧65 歳)との比較で，治療前の ESS(epworth sleepiness scale：日中の主観的眠気)については，若年者の平均 10.1 に対して，高齢者は平均 7.4 と有意に低かったと報告している．

Morrell ら[13]は，ESS と客観的な眠気を MSLT (multiple sleep latensy test：睡眠潜時反復検査)で評価して PSG 結果と比較したところ，中年(40代)男性では ESS，MSLT ともに AHI≧15/h で眠気が強くなる傾向を認めたが，高齢(60 代)男性では，関連を認めなかったと報告している．

高齢者の CPAP 適応は？

Lavie ら[14]は，重症 OSA 患者群の死亡率について，若年では高く，50 歳以降では，一般的な集団の死亡率とほぼ同等であると報告した(図 1)．

Haas ら[15]は，60 歳以上の OSA 患者においては，収縮期血圧，拡張期血圧ともに，AHI との関連が認められなかったと報告している．

Launois ら[10]は，これらの報告を含む論文のレビューにおいて，OSA 高齢者における心血管合併症の頻度が若・中年者に比べて低い傾向にあることは，ほぼ一致した見解といえるが，死亡率についてはまだ一定の見解が得られていないとしており，今後，高齢 OSA についての診断基準や治療方針について議論する必要があるのではないかと問題提起をしている．

その後，Lavie ら[16]は，65 歳以上の OSA 患者について約 5 年間の追跡調査を行い，中等症群(20≦RDI≦40，214 例)の死亡率は，対照群(PSG 未実施で無呼吸の診断を受けていない群)の死亡率より低く，重症群(40＜RDI，146 例)の死亡率は，対照群と同等であったと報告している(注：RDI の≦，＜は原文のとおり)．

これらの患者では，50％弱が CPAP 導入され，規則正しく継続使用していたものは，その半数弱であった．無治療や治療不十分な患者の比率が高かったにもかかわらず死亡率は高くなかったとしている．

Kobayashi ら[17]は，65 歳以上の OSA 患者について，家族への聞き取りなどから中年発症群(50歳未満で発症)と高齢発症群(60 歳以上で発症)について背景因子，PSG 結果，CPAP 治療圧を比較検討した．高齢発症群では，肥満度(body mass index；BMI)が低値で，ESS が低く眠気が乏しい傾向にあり，心血管疾患の合併頻度が低いという結果であった．食道内圧(呼吸努力の指標である胸腔内圧と相関)のピーク値は中年発症群より低かった．CPAP 治療圧は，高齢発症群で有意に低圧であった．

高齢 OSA 患者については，若・中年発症群か，高齢になってからの生理的な変化に関連した発症かの区別をすることが重要なポイントと思われる．

CPAP 治療の適応(症例提示)

症例 1：OSA と CSA がともに改善した例(70歳，男性．162 cm，64.1 kg，BMI：24.4 kg/m^2)

【既往歴】高血圧症，糖尿病，不整脈，脳梗塞後遺症

【現病歴】脳梗塞(左 MCA 領域)で入院中に睡眠時無呼吸を指摘された．日中の眠気は自覚していない(ESS：3 点)．

【所　見】口蓋扁桃は小児期に摘出．軟口蓋と舌の状態は，Mallampati 分類Ⅲ度．鼻腔通気度は，総合鼻腔抵抗値 0.14 Pa/cm^3/sec で正常範囲内であった．

簡易検査(2 夜施行)では，RDI はそれぞれ 54.5/h，48.7/h であったため，PSG 検査を施行した．

PSG(図 2-a)では，AHI 63.8/h(イベント総数 211 回，閉塞性 9 回，中枢性 73 回，混合性 100 回，低呼吸 29 回)，最低酸素飽和度 75％であった．心電図上，心房細動および多形性 PVC(Lown 分類 grade 3)を認めた．

混合性のイベントが多く，多形性 PVC を認め

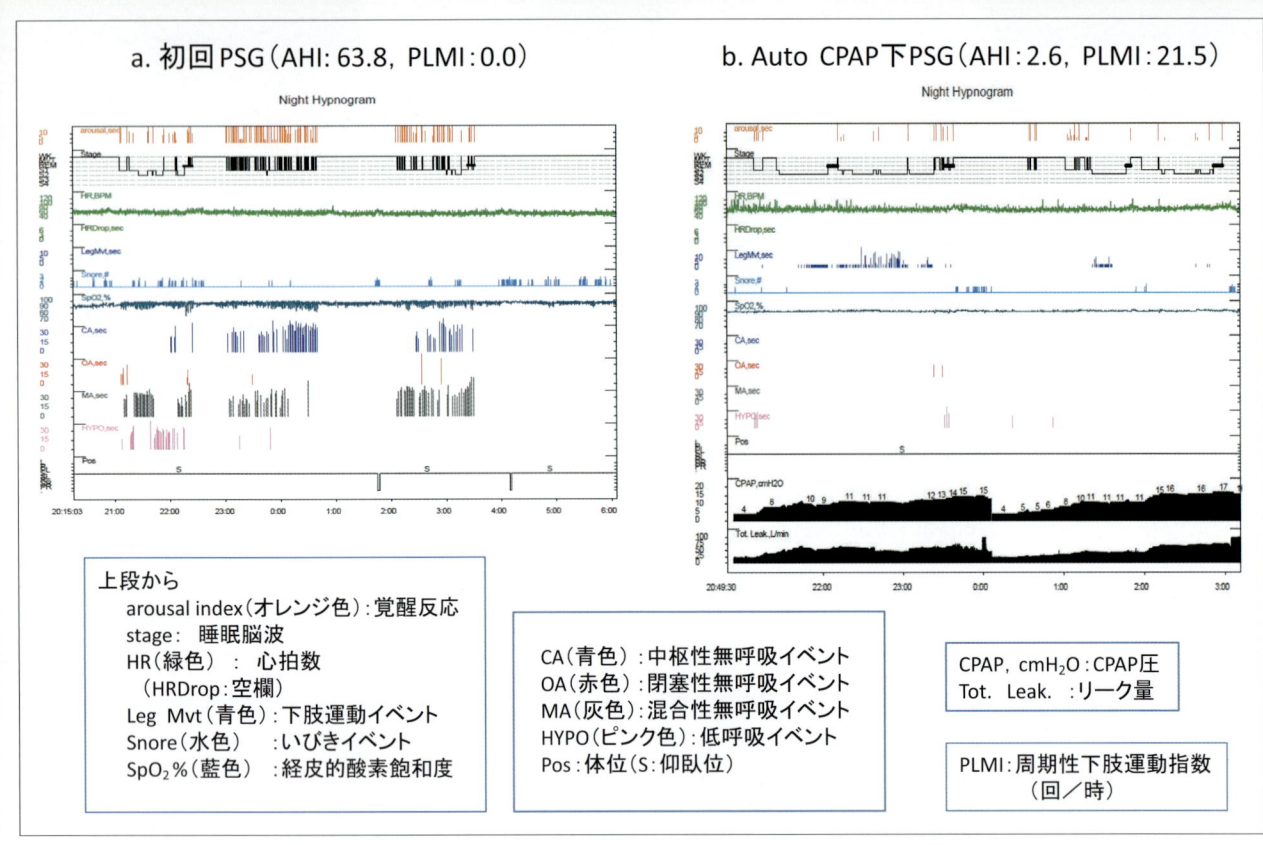

図 2. 症例 1 の初回 PSG と Auto CPAP 下の PSG（一夜の経過図）
初回 PSG では，中枢性無呼吸，混合性無呼吸が優位であった．冠動脈バイパス手術後の Auto CPAP 下 PSG では，著明な改善を認めた

たため，CPAP を開始するとともに，循環器内科へ紹介した．循環器内科では，冠動脈の狭窄を認め，冠動脈バイパス手術が施行された．

術後 8 ヶ月の時点で，体調が安定し，いびきが軽快したとのことで，CPAP 治療終了を希望した．CPAP なしでの終夜経皮的動脈血酸素飽和度（SpO_2）を測定すると，3% ODI（酸素飽和度が 3% 以上低下する 1 時間あたりの回数）は 27.72/h，28.97/h であった．

無呼吸の残存があることを説明するとともに，Auto CPAP 下の PSG を施行した（図 2-b）．CPAP 装着下で AHI は 2.6/h に改善し，OSA の著明な改善および CSA の消失を認めた．CPAP 圧は 4～17 cmH_2O で推移し，10～15 cmH_2O の範囲での圧変化が主体であった．最低酸素飽和度は 94% に改善した．睡眠脳波上は，覚醒反応が 115 回から 39 回に（このうち無呼吸イベントによる覚醒は 70 回から 4 回に）減少し，ノンレム睡眠

stage 1 の減少，stage 2 と REM 睡眠の増加を認め，睡眠構築の改善を認めた．

一点，気になる変化として，初回 PSG 時には認められなかった PLM（periodic leg movement：周期性下肢運動）が，CPAP 装用後に出現した．PLMI（periodic leg movements index：周期性下肢運動指数．1 時間あたりの PLM 回数；正常：5 未満，軽症：5～24，中等症：25～49，重症：50 以上）は 20.5/h であった．自覚症状は特にないため，経過観察とした．

CPAP 継続が望ましいことを本人も理解して，継続加療中である．

症例 2：CPAP 開始後，CSA が増加した例（68 歳，男性．164 cm，73 kg，BMI：27 kg/m^2）
【既往歴】高血圧症，心房細動，スギ花粉症
【現病歴】1 ヶ月前から夜間に胸痛で目覚めることが週 3～4 回あり，いびきも伴っていたため，か

a. 初回 PSG（AHI：30.3）　　　　　　　　　b. Auto CPAP 下の PSG（AHI：50.5）

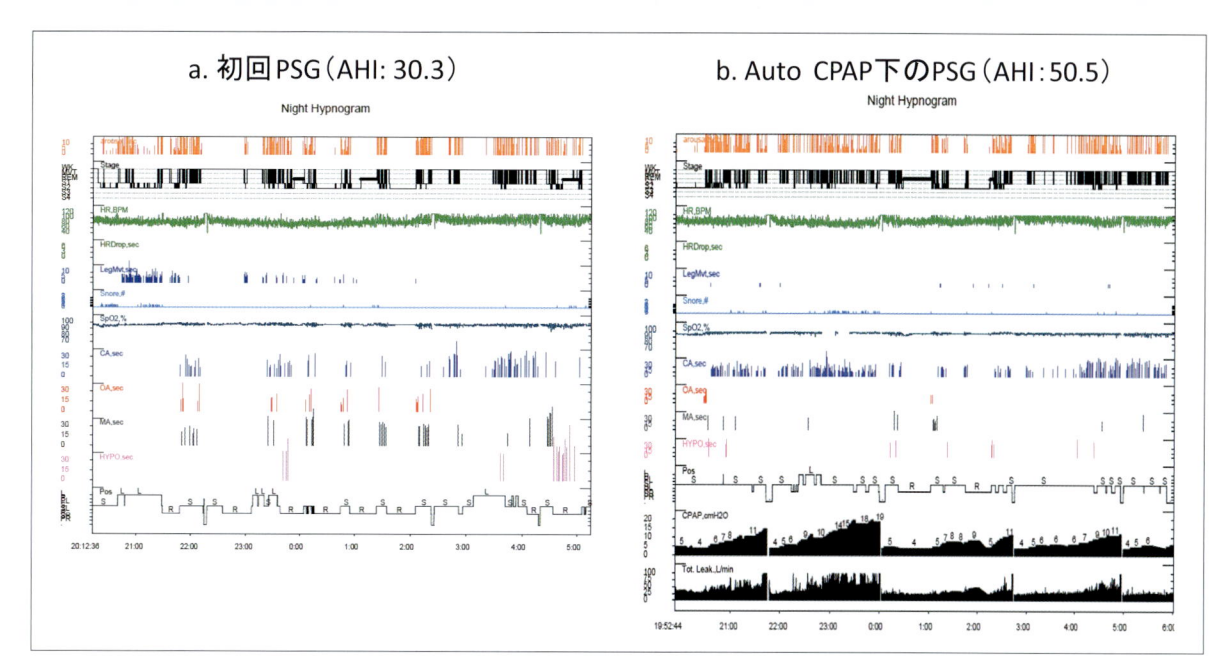

図 3. 症例 2 の初回 PSG と Auto CPAP 下の PSG（一夜の経過図）
Auto CPAP 装用により閉塞性イベントは減少したが，中枢性無呼吸の著明な増加を認めた

かりつけ内科より睡眠時無呼吸の検査を勧められた．日中の眠気は自覚していない（ESS：4点）．

【所　見】口蓋扁桃 I 度，軟口蓋と舌の状態は，Mallampati 分類Ⅲ度．鼻腔通気度は，総合鼻腔抵抗値 0.15 Pa/cm³/sec で正常範囲内．咽頭側面レントゲン：舌根部の気道狭小は認めず．MP-H は 30 mm で舌骨低位を認めた．

（〈備考〉MP-H：下顎平面 MP-舌骨 H 間距離，成人男性平均 $9.2±4.9$ mm[18])）

簡易検査（2 夜施行）では，RDI はそれぞれ 36.0/h，31.9/h であったので，PSG 検査を施行した．PSG（図 3-a）では，AHI 30.3/h（イベント総数 147 回，閉塞性 21 回，中枢性 74 回，混合性 37 回，低呼吸 15 回），最低酸素飽和度 86％ であった．心電図上，心房細動および散発性の PVC（Lown 分類 grade 1）を認めた．

心房細動はすでに加療中であるため，Auto CPAP を下限圧 4 cmH₂O，上限圧 8 cmH₂O で開始した．CPAP 開始後の平均使用時間は 2 時間前後で，一度覚醒すると「しんどいので外している」とのことであった．CPAP のコンプライアンスデータ（ダウンロードデータ）上の RDI は 29.6/h と効果が乏しかった．そこで Auto CPAP 下の PSG を施行した（図 3-b）．CPAP 圧は 4～19

cmH₂O で推移を認め，4～6 cmH₂O の時間帯が長いが，無呼吸イベント後に徐々に圧が上昇しており，圧上昇時に覚醒反応を認めた．最低酸素飽和度は 91％ であった．CPAP の圧ごとの呼吸イベントをみると，4 cmH₂O では OSA の残存を認め，5 cmH₂O では OSA は消失したが，混合性無呼吸（MA）が残存していた．圧が高くなるに従って CSA が増加，結果的に AHI が高くなり，リークも増加する傾向を認めた．Auto CPAP 圧を下限圧 4 cmH₂O，上限圧 6 cmH₂O へ変更するとともに，循環器内科へ紹介した．

循環器内科では，心エコー等の精査後，「心機能は軽度低下あるも左室駆出率は保たれており，NYHA 分類でも I 度程度で心不全の重症度は軽症」とのことであった．ASV（adaptive servo-ventilation：サーボ制御圧感知型人工呼吸器）の効果は期待できるが，心不全が軽症で保険診療上の適応がないため，β ブロッカーを内服薬に追加し，交感神経活性を抑えることで CSA が改善するか経過をみることになった．

CPAP 上限圧の変更と内服薬追加の 1 ヶ月後には，CPAP のコンプライアンスデータ上の RDI は，11.9/h に改善を認め，自覚症状も改善した．

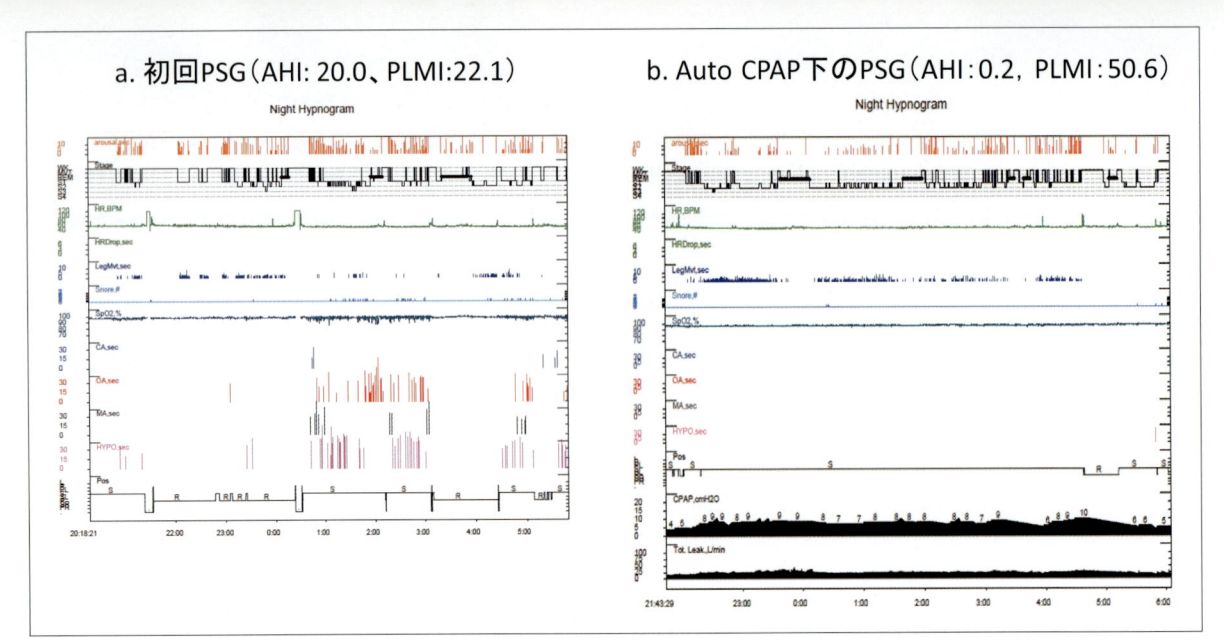

a. 初回 PSG（AHI: 20.0、PLMI: 22.1）　　b. Auto CPAP 下の PSG（AHI: 0.2, PLMI: 50.6）

図 4. 症例 3 の初回 PSG と Auto CPAP 下の PSG（一夜の経過図）
Auto CPAP の装用で，無呼吸・低呼吸は著明に改善した．周期性下肢運動（PLM）は増加した

症例 3：CPAP により夜間頻尿が改善したが，PLMI が増加した症例（72 歳，男性．170 cm，64 kg，BMI：22.1 kg/m²）

【既往歴】高脂血症，痛風

【現病歴】疫学調査（動脈硬化研究）の被検者．睡眠中の SpO_2 検査で 3% ODI：12.3/h であったため，精査目的で紹介された．日中の眠気は自覚なし（ESS：7）．夜間頻尿あり（2～3 回／夜）．

【所　見】口蓋扁桃 I 度，軟口蓋と舌の状態は，Mallampati 分類の III 度．鼻腔通気度検査は，総合鼻腔抵抗値 0.22 Pa/cm³/sec で正常範囲内．咽頭側面レントゲン：舌根部気道 7.8 mm，MP-H：25.3 mm．

（〈備考〉舌根部気道（Lower Pharynx）：下顎平面 MP と舌のラインの交点-咽頭後壁の距離　成人男性平均 12.9±4.7 mm[18]）

PSG 検査（図 4-a）では，AHI 20.0/h，最低酸素飽和度 85% であった．PLMI は，22.1/h であった．

高脂血症の加療中であり，夜間の覚醒回数も多いため CPAP 治療を開始した．CPAP 開始後，夜のトイレの回数が 0～1 回となり，良眠が得られるようになった．Auto CPAP 下の PSG（図 4-b）では，AHI 0.2/h，最低酸素飽和度 96% に著明改善を認めた．CPAP 圧は 5～10 cmH₂O で推移しており，8～9 cmH₂O の時間帯が長かった．PLMI は 50.6/h に増加を認めた．

下肢の自覚症状について問診したが，ほとんど気にならないとのことであったため，現在は経過観察としている．

高齢者での CPAP 治療による効果

若・中年 OSA に対する CPAP の効果については多くの報告がある一方，高齢者に限っての研究報告は少ない．最近の報告例を紹介する．

1. 循環器疾患に対する効果

Nishihata[19]らは，循環器疾患での入院歴があり，その後 PSG 検査を受け，AHI≧15 であった高齢 OSA 患者 130 例（65～86 歳，平均 72.8±5.0 歳）について，CPAP 治療群と CPAP 非治療群（CPAP 拒否および 1 ヶ月以内に中断した症例）の比較で，血液データや心拍出量，投薬状況に有意差はなかったが，心血管イベントによる再入院率は CPAP 治療群では有意に低かったと報告している（図 5）．

今回の症例 1 は，将来の再入院イベントの予防的観点からも CPAP 治療を継続するべきと考えられる．

図 5.
循環器疾患で入院歴がある高齢OSA患者の再入院率(CPAP治療群と非治療群の比較)
高齢OSA患者(AHI≧15, 65～86歳, 平均72.8±5.0歳, 130例)の経過観察. 心血管イベントによる再入院率は, CPAP治療群では有意に低かった(再入院しなかったことをEvent-free survivalで示している)
(文献19より)

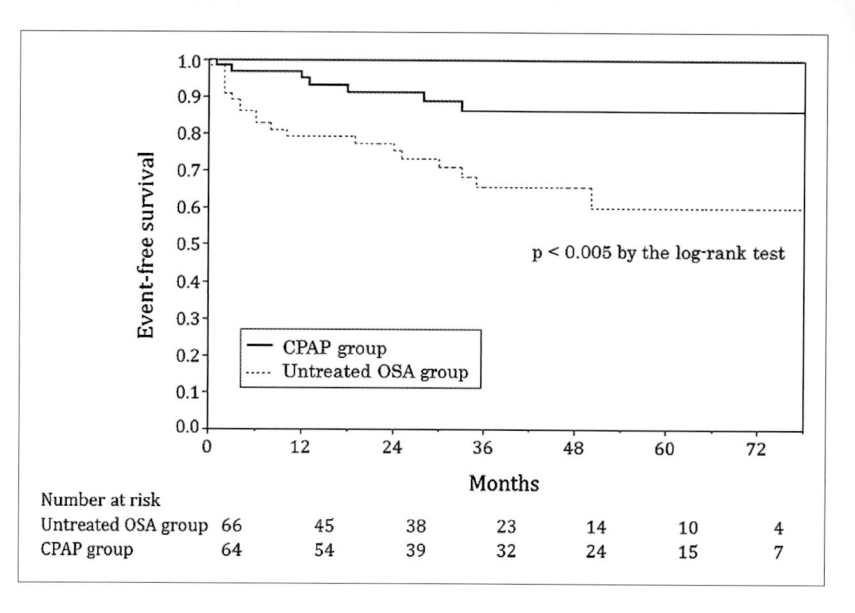

2. 夜間頻尿に対する効果

夜間頻尿は, 加齢症状のひとつであるが, OSAによっても増加する.

OSAの場合, 排尿回数が増えるのみでなく, 夜間の尿量が増加する.

Hoshiyamaら[20]は, 夜間頻尿のため泌尿器科を受診した60歳以上の高齢者106例についてPSG検査を行ったところ, 83例が中等症以上のOSA(平均AHI:36.3±14.3)であった. それらの患者では, 脳ナトリウム利尿ペプチド(brain natriuretic peptide:BNP)がコントロール群(平均AHI:3.6±0.9)に比べ, 有意に高かった.

Miyauchiら[21]は, 25例のOSA患者(35～72歳, 平均51.8±9.9歳, AHI 51.5±28.7)について, CPAP開始1ヶ月後にタイトレーションPSGと夜間尿測定を行った. CPAP治療後の平均AHIは3.4±2.3となり, 夜間尿量は542.4±289.9 mlから354.0±217.4 mlに有意に減少を認めた. 排尿回数も2.0±1.1回から1.0±1.2回に有意に減少した.

今回の症例3もCPAP開始後から, 夜間の排尿回数が著明に減少した.

3. 睡眠障害の改善

高齢になると, 深睡眠が減少し, 中途覚醒が増加する. 入眠困難や睡眠維持障害のため, 睡眠薬を処方されている高齢者は非常に多い[22].

OSAによる中途覚醒と診断されずに, 7年間にわたり睡眠薬過剰投与を受けていた76歳男性について, 松原ら[23]が報告している. 不眠の訴えが強く, うつ病として3ヶ月の入院を経てゾルピデム(マイスリー®), フルニトラゼパム(ロヒプノール®), エチゾラム(デパス®)を処方されていたが, 「眠れない」という訴えは持続していた. 家族から, 「眠れないというが, いびきをかいて寝ている」と報告があり, PSG検査を行ったところ, AHIが21.1/hのOSAと診断され, CPAPタイトレーションPSGを行うと, AHIが2.2に改善した. 睡眠効率(全睡眠時間/全就床時間)はCPAP装着前44.5%から装着後は92.7%に改善した. CPAP開始後から, 日中の歩行や活動性が改善, 改訂長谷川式簡易知能評価スケール(HDS-R;30点満点で20点以下を認知症)が19点から27点に改善した. 睡眠薬はゾルピデムのみで眠れるようになった.

高齢者についても, 入眠困難があれば, 睡眠衛生上の問題を, 睡眠維持困難があれば, 睡眠呼吸障害や頻尿などの有無を検討するべきである.

4. 認知症に対する効果

認知症とOSAの関連については, 多くの報告がなされており, OSAが認知症のリスクファクターであることは, ほぼ確実といえる.

Juら[24]は, 健常者142人について, 睡眠検査と脳脊髄液中のアミロイドβ42の測定を行い, 睡眠効率が悪い場合は, 正常者に比べて最大5.6倍

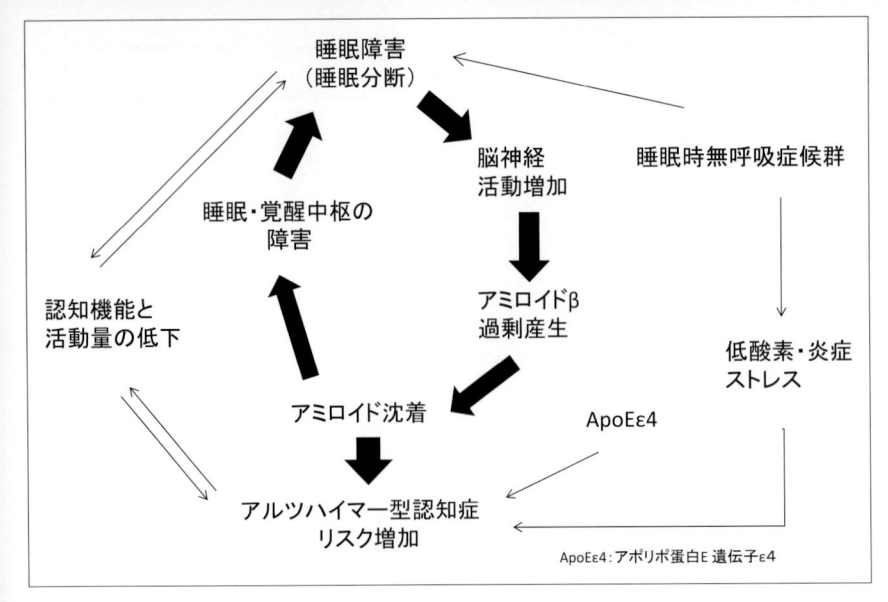

図 6.
睡眠障害とアルツハイマー認知症との関係
(文献 24, 31 より改変)

($p=0.055$) もアミロイド β 沈着の危険性があったと報告している．この結果から，睡眠障害とアルツハイマー型認知症(Alzheimer disease；AD)の関係を提唱している(図 6)．

Gagnon ら[25]は，メタアナリシスにおいて OSA 症例では，脳波上，頭頂部や側頭部の徐波(シータ波，デルタ波)の割合が増加し，MRI で，認知症と関連する部位(側頭葉，前頭葉，海馬，扁桃体，帯状回，尾上核，小脳など)の灰白質の減少が認められ，PET や SPECT で，同部位の血流低下が認められると報告している．最近，白質についての変化も認められたと Kim ら[26]が報告している．

認知症に対する CPAP の効果については，「注意機能の維持」やエピソード記憶の「直後再生能力」，「学習能力」に認められるが，「作業記憶」や「運動の巧緻性」には認められなかったと報告されている[25]．

疫学的には，下記の報告が認められる．

・OSA 群は，対照群に比べて，MCI(mild cognitive impairment：軽度認知障害)や AD の発症が早く，OSA 無治療群は CPAP 治療群よりも MCI の発症が早い[27]．

・MCI 発症と低酸素イベントには関連を認めたが，睡眠分断や睡眠時間とは関連が認められなかった[28]．

・夜間の低酸素血症(90% 未満の時間)と，認知機能検査(modified MMSE)のスコア低下は関連が認められた[29]．

これらのことから，認知症予防の観点では，低酸素血症や 3% ODI に注目して CPAP 導入を検討するべきかと思われる．

高齢者への CPAP 導入時の注意点

CPAP を導入することになった場合，高齢者ならではの注意点がいくつかある．

1. CPAP 治療開始後に PLMI が増加する症例がある

今回の症例 1 や 3 のように，CPAP 開始後に PLM が出現あるいは増加する場合がある．Okada ら[30]は，PLM について若年者も含めた 997 例についての検討で，CPAP 開始後に PLM が出現した症例は高齢で，AHI が高いものに多かったと報告している．PLM が CPAP により増加する理由については，OSA による中途覚醒のため出現しなかった PLM が，CPAP 開始後，睡眠分断が減少したため出現したとする説(unmasking effect)や，重症 OSA での交感神経活性亢進状態は CPAP 治療後すぐには改善されず残存しているため PLM が起こるのではないかという仮説が挙げられている．

下肢運動のために中途覚醒が増加する場合には，PLM に対する治療が必要であるが，自験例のように自覚症状が乏しい場合は経過観察でよい．

2．高齢者では，CPAP 効果の実感が乏しい症例がある

治療開始前の ESS が低く，日中の眠気や自覚症状が乏しい場合，CPAP 開始後の効果も実感が乏しいことが多い．

その場合，家族が受診に同伴されていると，「いびきなく寝ており，楽そうだ」「あなたのいびきがなくなり，家族もよく眠れる」など好意的な反応があり，家族のために頑張ろうと患者本人の意欲も高まりやすい．

また，CPAP コンプライアンスデータ上の RDI の数値を示すことや，1年に1回程度，CPAP 装着時の SpO_2 検査をすることで効果を確認することも大切である．

3．マスクや加湿器の配慮を要することが多い

義歯を装着している高齢者では，通常のサイズの鼻マスクでは，鼻唇溝部で空気漏れが生じやすくなることがある．このような場合，小さいタイプの鼻マスクへの変更(自験例では，レスピロニクス社の Wisp®)で RDI が 21.5/h から 8.8/h に改善した例を経験している．

また，筋力低下や義歯を外した状況で，どうしても開口してしまう場合がある．義歯の装着で改善する症例もあるし，口テープで改善する場合もある．口テープは上・下口唇中央を約 3 cm の長さのテープで閉じるよう指導している．1 cm 幅の医療用サージカルテープでよいが，既製品(睡眠用口テープとして数種類が市販されている)もある．それらで改善しない場合には，フルフェイスマスクへ変更している．今回の症例1はフルフェイスマスクを使用して改善が得られた．

高齢になると，鼻内や咽頭の乾燥感や温度変化時の血管運動性鼻炎が増加する．この場合，加湿器の使用が効果的である．加湿器や加温チューブは各社それぞれ工夫されているが，装用感への不満が多い場合は，異なるメーカーの加湿器つきCPAP へ変更することで解決する場合もある．加湿器は，清潔を保つために日常の手入れが重要であり，患者本人や家族への指導もこまめに行うことが大切である．

まとめ

高齢者に関しては，症例を選択して，CPAP 治療が生活の質(QOL)の向上につながるよう導入することが大切である．CPAP がかえってストレスになる場合は，側臥位睡眠の指導や睡眠衛生指導[31]を考慮することも必要である．

高齢者の CPAP 治療については，AHI や年齢で一律に方針を決めるのではなく，個々の病態によって適応を考えることが重要といえよう．

謝　辞

ご協力いただいた産業医科大学若松病院耳鼻咽喉科　北村拓朗先生，宇治徳洲会病院心臓血管内科，同いびき外来　平井英基先生，同，臨床検査部　相楽愛子技師，廣居睦美技師，名古屋市立大学睡眠医療センター　中山明峰先生，有馬菜千枝先生，増田文子先生，安東カヨコ技師，中野那津子技師，梅村佳世技師に深謝いたします．

文　献

1) Ancoli-Israel S, Kripke DF, Klauber MR, et al：Sleep-disordered breathing in community-dwelling elderly. Sleep, 14：486-495, 1991.
2) Ancoli-Israel S：Sleep apnea in older adults—is it real and should age be the determining factor in the treatment decision matrix？ Sleep Med Rev, 11：83-85, 2007.
3) Peppard PE, Young T, Barnet JH, et al：Increaced prevalence of sleep-disordered breathing in adults. Am J Epidemiol, 177：1006-1014, 2013.
4) Klawe JJ, Klawe MT：Age-related response of the genioglossus muscle EMG-activity to hypoxia in humans. J Physiol Pharmacol, 54：14-19, 2003.
5) Malhotra A, Huang Y, Fogel R, et al：Aging influences on pharyngeal anatomy and physiology：the predisposition to pharyngeal collapse. Am J Med, 119：72 e9-14, 2006.
6) Redolfi S, Yumino D, Ruttanaumpawan P, et al：Relationship between overnight rostral fluid shift and Obstructive Sleep Apnea in

nonobese men. Am J Respir Crit Care Med, **179**：241-246, 2009.

7) Edwards BA, Wellman A, Sands SA：Obstructive sleep apnea in older adults is a distinctly different physiological phenotype. Sleep, **37**：1227-1236, 2014.

8) 菊池　淳，池園圭子，佐藤公則ほか：高齢者における睡眠時呼吸障害の形態診断．口咽科，**24**：141-149, 2011.

9) 菊池　淳，池園圭子，佐藤公則ほか：高齢者における睡眠時呼吸障害の形態診断（第 2 報）：AHI による重症度別の比較検討．口咽科，**25**：105-111, 2012.

10) Launois SH, Pepin JL, Levy P：Sleep apnea in the elderly：A specific entity? Sleep Med Rev, **11**：87-97, 2006.
Summary　138 編の論文のレビュー．高齢と若・中年の OSA の違いに着目．高齢者では，夜間頻尿，認知症，転倒，緑内障などの合併症にも注意が必要．

11) Calvin AD, Somers VK, Johnson BD, et al：Left atrial size, chemosensitivity, and central sleep apnea in heart failure. CHEST, **146**：96-103, 2014.

12) 池上あずさ：3. 治療：高齢者の在宅持続陽圧呼吸（CPAP）治療．Geriatric Medicine, **48**：809-813, 2010.

13) Morrell M, Finn L, McMillan A, et al：Aging reduces the association between sleepiness and sleep disordered breathing. Eur Respir J, **40**：386-393, 2012.
Summary　1,281 名の非検者に対し，のべ 3,695 回の PSG, 3,695 回の ESS, 1,846 回の MSLT を行った調査報告．

14) Lavie P, Lavie L, Herer P：All-cause mortality in males with sleep apnoea syndrome. Eur Respir J, **25**：514-520, 2005.

15) Haas DC, Foster GL, Neito FJ, et al：Age-dependent associations between sleep-disorderd breathing and hypertension：importance of discriminating between systolic/diastoric hypertension and isolated systolic hypertension in the Sleep Heart Health Study. Circulation, **111**：614-621, 2005.

16) Lavie P, Lavie L：Unexpected survival advantage in elderly people with moderate sleep apnoea. J Sleep Res, **18**：397-403, 2009.

17) Kobayashi M, Namba K, Tsuiki S, et al：Clinical characteristics in two subgroups of obstructive sleep apnea syndrome in the elderly：comparison between cases with elderly and middle-age onset. CHEST, **137**：1310-1315, 2010.

18) Kikuchi M, Higurashi N, Miyazaki S, et al：Facial patterns of obstructive sleep apnea patients using Ricketts's method. Psychiatry Clin Neurosci, **54**：336-337, 2000.

19) Nishihata Y, Takata Y, Usui Y, et al：Continuous positive airway pressure treatment improves cardiovascular outcomes in elderly patients with cardiovascular disease and obstructive sleep apnea. Heart Vessels, **30**：61-69, 2015.

20) Hoshiyama F, Hirayama A, Tanaka M, et al：The impact of obstructive sleep apnea syndrome on nocturnal urine production in older men with nocturia. Urology, **84**：892-897, 2014.

21) Miyauchi Y, Okazoe H, Okujyo M, et al：Effect of the continuous positive airway pressure on the nocturnal urine volume or night-time frequency in patients with obstructive sleep apnea syndrome. Urology, **85**：333-336, 2015.

22) 小曽根基裕，黒田彩子，伊藤　洋：高齢者の不眠．日老医誌，**49**：267-275, 2012.

23) 松原　慎，棚橋徳成，池上あずさほか：認知症・脳梗塞後遺症・うつによる不眠として 7 年間睡眠薬過剰投与を受けていた睡眠時無呼吸症候群の 1 例．心療内科，**11**：343-349, 2007.

24) Ju YE, McLeland JS, Toedebusch CD, et al：Sleep quality and preclinical Alzheimer Disease. JAMA Neurol, **70**：587-593, 2013.
Summary　45～74 歳（平均 65.6 歳）の認知機能が正常なボランティア 142 名について，アクチグラフィーでの睡眠検査と脳脊髄液中のアミロイド β42 の測定を行った．

25) Gagnon K, Baril AA, Gagnon JF, et al：Cognitive impairment in obstructive sleep apnea. Pathologie Biologie, **62**：233-240, 2014.
Summary　98 編の論文のメタアナリシス．OSA が認知症の進行と関連があること，CPAP が一部の症状改善に効果が認められることは確実といえる．

26) Kim H, Yun CH, Thomas RJ, et al：Obstructive sleep apnea as a risk factor for cerebral white matter change in a middle-aged and older general population. Sleep, **36**：709-715, 2013.

27) Osorio RS, Gumb T, Pirraglia E, et al：Sleep-disordered breathing advances cognitive decline in the elderly. Neurology, **84**：1964-1971, 2015.
 Summary 2,470名(55～90歳，女性48%)についての追跡調査．SDBがある群はない群に比べて，MCIやADの発症が早かった．
28) Yaffe K, Laffan AM, Harrison SL, et al：Sleep disordered breathing, hypoxia, and risk of mild cognitive impairment and dementia in older women. JAMA, **306**：613-619, 2011.
 Summary 298名の高齢女性(平均82.3歳)についての追跡調査．5年後のMCIまたは認知症の発症は，AHI≧15で44.8%．AHI<15で31.1%．
29) Blackwell T, Yaffe K, Laffan A, et al：Associations between sleep-disordered breathing, nocturnal hypoxemia, and subsequent cognitive decline in older community-dwelling men：the Osteoporotic Fractures in Men Sleep Study. J Am Geriatr Soc, **63**：453-461, 2015.
 Summary 2,636名の高齢男性(平均76.0歳)についての追跡調査．夜間の低酸素血症が認知機能検査のスコア低下と関連を示した．
30) Aritake-Okada S, Namba K, Hidano N, et al：Change in frequency of periodic limb movements during sleep with usage of continuous positive airway pressure in obstructive sleep apnea syndrome. J Neurol Sci, **317**：13-16, 2012.
31) 宮崎総一郎，北村拓朗：睡眠と脳のアンチエイジング．老年精医誌, **26**：615-623, 2015.

好評特集!!

Monthly Book ENTONI No.179

2015年4月増刊号

診断・治療に必要な 耳鼻咽喉科臨床検査
―活用の point と pitfall―

■編集企画　村上信五（名古屋市立大学教授）
190頁，定価5,400円＋税

日常診療でよく遭遇する疾患の鑑別や治療方法の選択に必要な検査をピックアップし，その症例を提示し，実践的な活用法，検査方法，解釈の point と pitfall について解説！！

☆ CONTENTS ☆

乳幼児・小児難聴の早期診断と鑑別 up to date …………増田佐和子	耳管機能検査の使い分け……………大島　猛史
混合性難聴の鑑別………………渡辺　知緒ほか	顔面神経麻痺の重症度と予後診断……萩森　伸一
内耳性難聴と後迷路性難聴の鑑別………吉田　尚弘	味覚障害の診断……………………任　　智美
詐聴，機能性難聴を如何にして見抜くか……和田　哲郎ほか	嗅覚障害の診断……………………小林　正佳
変動する感音難聴の鑑別………………神崎　晶	睡眠時無呼吸症候群……………澤井　理華ほか
耳鳴の重症度診断と治療に必要な検査………高橋真理子	声帯麻痺のない嗄声の診断………田口　亜紀
めまいの病巣診断…………………岩﨑　真一	一側性声帯麻痺の原因診断………片田　彰博
赤外線フレンツェル眼鏡と ENG の使い分け …北原　糺	経口摂取判断のための嚥下機能検査……兵頭　政光
良性発作性頭位めまい症（BPPV）の 病変部位診断…………………池宮城芙由子ほか	慢性咳嗽の鑑別……………………内藤　健晴
	唾液腺腫瘍の鑑別………………野村　一顕ほか
蝸牛水腫および内リンパ水腫の診断……曾根三千彦	咽喉頭炎の鑑別……………………余田　敬子
	口腔・咽頭・喉頭の表在癌の早期診断……杉本　太郎ほか
肉芽性中耳炎の鑑別………………岸部　幹	頭頸部腫瘍の穿刺細胞診…………花井　信広

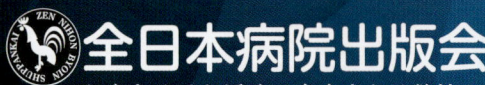

全日本病院出版会
〒113-0033 東京都文京区本郷3-16-4
Tel:03-5689-5989　Fax:03-5689-8030

おもとめはお近くの書店または弊社ホームページ（http://www.zenniti.com）まで！

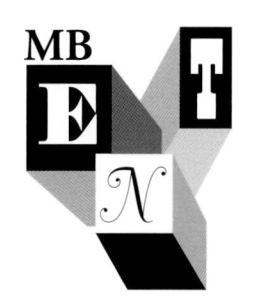

◆特集・睡眠時無呼吸症候群におけるCPAPの正しい使い方

心不全のCPAP治療

加藤隆生[*1] 葛西隆敏[*2]

Abstract 睡眠呼吸障害(sleep disordered breathing；SDB)の合併は心不全の予後を悪化するが持続気道陽圧(continuous positive airway pressure；CPAP)でSDBの抑制のみならず，心機能の改善が期待できる．しかし，現状ではCPAPによるSDB治療が心不全患者の長期予後を改善するという無作為化試験の結果は得られておらず，CPAPでは中枢性睡眠時無呼吸(central sleep apnea；CSA)の抑制が不十分に終わる症例が存在することが影響していると考えられている．最近，CPAPよりもSDBの抑制において有効なadaptive servo-ventilation(ASV)が普及し，長期予後に関するデータも報告された．ここでは，心不全のSDBへのCPAPの効果と使い方の実際に加えASVについても述べる．

Key words 睡眠呼吸障害(sleep disordered breathing；SDB)，閉塞性睡眠時無呼吸(obstructive sleep apnea；OSA)，中枢性睡眠時無呼吸(central sleep apnea；CSA)，持続気道陽圧(continuous positive airway pressure；CPAP)，adaptive servo ventilation(ASV)

はじめに

心不全患者の40～60%が睡眠呼吸障害(sleep disordered breathing；SDB)を有している．心不全に合併するSDBは上気道閉塞に起因する閉塞性睡眠時無呼吸(obstructive sleep apnea；OSA)と心不全そのものが原因のチェーンストークス呼吸(Cheyne-Stokes respiration；CSR)がある．CSRは一般的に中枢性無呼吸低呼吸と換気量が漸増漸減するパターンの過呼吸を周期的に繰り返す周期性異常呼吸であり，心不全患者において中枢性睡眠時無呼吸(central sleep apnea；CSA)がこのCSRパターンで認められることがほとんどであることから，心不全ではCSAとCSRは同義で扱われることが多いため，特にCSRパターンを強調する場合を除いてCSAと表記する．

心不全患者において，これらのSDBの合併は心血管系へ悪影響を及ぼし，生命予後を悪化する

ことが報告されている．一方で，これらのSDBに対しCPAPなどの陽圧呼吸療法を行うことで，SDBの抑制のみならず，心機能が改善することが報告されており，循環器領域で注目されている．心不全に合併するSDBに関してはCPAPがまず試みられるべき治療であるが，心不全のSDBは前述のようにOSAだけではなくCSAも混在する症例が多いなど複雑であり，CPAPで治療不十分な場合があること，循環器領域では心不全の急性期にSDBの治療としてではなく肺うっ血の治療目的としてCPAPやその他の陽圧呼吸療法を用いることが多いことからCPAP以外の陽圧呼吸療法として特にadaptive servo-ventilation(ASV)が普及している．本稿では，心不全のCPAP治療の効果を理解するうえで必要なOSAやCSAの病態生理に関する解説と心不全のOSA，CSAへのCPAPの効果に関するこれまでのデータをまとめるとともに，今日話題となって

[*1] Kato Takao, 〒113-8431 東京都文京区本郷3-1-3 順天堂大学大学院医学研究科循環器内科学講座
[*2] Kasai Takatoshi, 順天堂大学大学院医学研究科循環器内科学講座／同大学大学院医学研究科心血管睡眠呼吸医学講座，准教授

いる ASV について使用方法なども含め言及することとする.

心不全へ悪影響を及ぼす SDB の病態生理

1. OSA

OSA の病因などについては他稿に譲り，ここでは OSA による心血管系への悪影響に関する主な病態生理についてまとめる[1)2)].

1) 胸腔内圧の陰圧化

無呼吸時の低酸素，高炭酸ガスによって呼吸ドライブが亢進するにもかかわらず，上気道が閉塞していることで吸気努力の亢進が起こり，それに伴い胸腔内圧の陰圧化が進む．これによって静脈環流量が増加し右室へ容量負荷がかかる．さらに無呼吸に伴う肺胞低酸素で肺動脈攣縮が起こり，右室には圧負荷もかかる．これらにより心室中隔が左室側へ偏倚し左室の血液充満を妨げることもあり，これによる左室の心拍出量低下をきたす．さらに肺動脈攣縮により右室から肺を経由して左室へ流入する血液が減少し左室の充満がさらに妨げられることで，さらなる心拍出量低下につながる．また胸腔内陰圧化で左室壁は外側へ引っ張る力に抗して内側に収縮するため後負荷の増大（transmural pressure の亢進）となり心拍出が低下する．これらの機序で心不全に OSA を合併すると血行動態へ強く影響し心不全の状態を不安定にする可能性がある．一方で長期的には左室肥大や心筋障害を起こし心不全の原因となる可能性がある．

2) 交感神経活性の亢進

低酸素血症と高炭酸ガス血症による化学受容体を介したものに加え，前述の心拍出量の低下から圧受容体を介した経路で交感神経活性が亢進する．また無呼吸で肺が広がらないため肺の進展受容体を介した交感神経抑制が起こらないこととなり相対的に交感神経活性が亢進する．さらには睡眠からの頻回な覚醒によっても交感神経活性が亢進する．このような交感神経活性の亢進は血圧や心拍数の上昇によって心負担を増大させるだけで

なく，致死的不整脈を起こしやすくする可能性がある．内因性カテコラミンが過剰であれば心筋細胞自体の障害にもつながる．

3) 一過性低酸素血症と再酸素化

OSA 患者では繰り返す一過性低酸素と再酸素化により，酸化ストレスが亢進し血管内皮機能が障害されるとともに炎症カスケードの上流が転写因子レベルで賦活化されるため動脈硬化自体が起こりやすくなっているといわれている．このような状態が長期にわたると実際の動脈硬化として冠動脈疾患，心筋梗塞などが起こり，最終的には心不全に至ると考えられている．

2. CSA

OSA と異なり CSA に関しては独自のデータが少ないものの，CSA でも化学受容体や肺進展受容体，頻回な覚醒による交感神経活性亢進と一過性低酸素と再酸素化による影響は起こり得るので前述の②と③のメカニズムは当てはまるものと思われる．CSA は心不全という重篤な病態に合併するため，これらのメカニズムによる悪影響の度合いが弱くても，もともと悪い心機能は容易に悪化し，最終的に予後も不良になるものと考えられている．

CPAP を含む陽圧呼吸療法の効果と実際の使い方

1. OSA に対する陽圧呼吸療法

心不全においても OSA に対しては CPAP が第一選択の治療である．一般的に CPAP で OSA が抑えられると交感神経活性の抑制[3)〜5)]，炎症マーカーの低下[6)7)]，降圧効果[8)9)]，左室拡張能改善[10)]などが知られている．特に心不全においては，心不全患者の心機能の改善に関する報告が多数なされている．例えば，心不全患者の OSA に対する一晩の CPAP 治療は，血圧，心拍数を低下し，transmural pressure の低下，心拍出量の増大をきたす[11)12)]．また，CPAP による OSA 治療は OSA によって亢進していた交感神経活性を低下させ，末梢血管抵抗や血圧，心拍数の減少をきたし，おそらくそれらと関連して左室駆出率（left

表 1. 心不全患者における OSA への CPAP 治療による心血管系への効果をみた研究結果のまとめ

著者,年	研究デザイン	期間	結果
Tkacova, 1998[11]	自己対照試験	1晩	左室壁内外圧差低下 収縮期血圧低下,心拍数低下
Kasai, 2015[12]	自己対照試験	1晩	夜間の1回拍出量と心拍出量の低下軽減,全末梢血管抵抗の増加軽減
Malone, 1991[21]	クロスオーバー試験	4週	左室駆出率改善 CPAP中止1週間後に左室駆出率低下
Johnson, 2008[22]	前後比較試験	7週	左室駆出率改善 全身血管抵抗低下
Yoshinaga, 2007[23]	前後比較試験	3〜9週	左室駆出率改善 心臓の酸化代謝減少や代謝率上昇
Kaneko, 2003[24]	ランダム化比較試験	1ヶ月	左室駆出率改善 収縮期血圧低下,心拍数低下
Usui, 2005[25]	ランダム化比較試験	1ヶ月	筋交感神経活動低下,収縮期血圧低下,心拍数低下
Ryan, 2005[26]	ランダム化比較試験	1ヶ月	夜間の心室性期外収縮の減少,左室駆出率改善,収縮期血圧低下
Gliman, 2008[27]	ランダム化比較試験	1ヶ月	覚醒中の心拍変動法を用いた高周波数成分(=副交感神経活動量)の改善,左室駆出率改善
Ruttanaumpawan, 2008[28]	ランダム化比較試験	1ヶ月	覚醒時の動脈圧受容体感受性改善,左室駆出率改善,収縮期血圧低下,心拍数低下
Hall, 2014[29]	ランダム化比較試験	6〜8週	心臓交感神経機能改善
Mansfield, 2004[30]	ランダム化比較試験	3ヶ月	左室駆出率改善,尿中ノルエピネフリン減少,QOL改善
Smith, 2007[15]	ランダム化クロスオーバー研究	6週	CPAP群とsham-CPAP群で心血管イベントに有意差なし
Egea, 2008[31]	ランダム化比較試験	3ヶ月	左室駆出率改善
Ferrier, 2008[32]	コントロール研究(非ランダム化)	6ヶ月	左室駆出率改善,左室収縮期容積減少,収縮期血圧低下
Wang, 2007[33]	観察研究	2.9年(平均)	CPAP使用により死亡率減少
Kasai, 2008[34]	観察研究	2.1年(平均)	CPAP使用により死亡や入院リスクの軽減

(文献35より引用)

ventricular ejection fraction;LVEF)を1〜6ヶ月で5〜9%改善する可能性がある.長期予後に関しては,観察研究のみであるが死亡率が低下する傾向や死亡と再入院をあわせた臨床イベントが低下することが示されている.

OSA に対する CPAP 治療はあくまで対症療法であり使用しなければ効果は出ない.しかしながら報告されている治療継続率は65〜90%[10]と,必ずしもよいわけではない.また,継続している場合でもCPAPへのアドヒアランスを保つことが重要であり,継続使用・アドヒアランス維持のための環境整備が必要である.一般的に眠気などの自覚症状が強いとアドヒアランスがよいことが知られているが,心不全のOSAでは非心不全患者よりも眠気が少なく[13],アドヒアランスを保つことが難しいことが多い.実際に心不全のOSAに対するCPAP治療の長期効果をみた観察研究において,一晩あたりのCPAPの使用時間が短い(4.9時間以下)と予後改善効果が不十分であることが報告されており,自覚症状のない症例に対してアドヒアランスを保つことが課題である(表1).心不全患者のOSAに対する治療の目的が,非心不全のOSAと異なり,自覚症状の改善を期待するのではなく,心機能の改善や悪化の予防であるということを患者自身に理解してもらうことが重要と考えられる.

OSAを合併した心不全患者へのCPAPの至適治療圧設定に関しては,CPAP使用下でのPSG検査によって圧タイトレーションを行うことが望ましい.後述するが,オートCPAPでは混在するCSAに対しても反応し必要以上に高い圧が加えられる可能性があることや,心不全を中心とした

循環器疾患患者では CPAP 起因性 CSA が起こりやすいことなどもあり，心不全患者では固定 CPAP の使用が推奨されているため圧タイトレーションが重要となる．また，次項で述べるが心不全患者の中には CPAP によって胸腔内圧が陽圧化し静脈還流が減ることが心拍出の低下に結びつく症例が存在するため，上気道閉塞が解除された上で必要以上の気道陽圧が負荷されるのは避けるべきであり，10 cmH$_2$O 以上の CPAP 設定をする場合は特に注意が必要で[14]，そのことを念頭においた圧タイトレーションが必要となる．しかし，圧タイトレーションを行っても，導入後に体重や鼻腔の状態の変化が起こり実際の至適圧が変動することもあり，特に心不全患者では全身のむくみにともない上気道粘膜のむくみからこのような変化が起こりやすいと考えられるため，再タイトレーションが必要になることもある．近年，気流の変化や振動などから上気道の状況を検知し，それに合わせて自動的に CPAP 圧を調節するオート CPAP が広く普及している．オート CPAP は固定した CPAP 圧ではなく，機械が検知した上気道の状態に合わせて設定した圧レンジで自動調節するものであり，導入後の体重や鼻腔の状態の変化などがあった場合でも自動的に微調整されるなどの利点があり，再タイトレーションのみならず最初の圧タイトレーション自体が行われなくても適正な圧力を決定できる可能性がある．また，圧不足・過剰によるアドヒアランス低下なども改善できる可能性があるなど，非常に有用性が高いように思われるが，心不全患者に特化したデータではないが固定 CPAP とオート CPAP を比較した様々な検討でオート CPAP と固定 CPAP で大きな差がなかったなどから，コストベネフィットを考慮して CPAP 装置を購入する諸外国ではそこまで普及していない．また，心不全患者では過度の陽圧を負荷する可能性があるため固定 CPAP の処方が推奨されており，オートで処方する場合も上限圧を低めに設定し，状態をみながら up-titration していくのが望ましい．

心不全患者にオート CPAP を使用したクロスオーバー研究では心機能の改善がなかったことも知っておく必要がある[15]．機械側の原因による抵抗変化が起こった時も圧変動させてしまう可能性があるので供給する圧が過剰になったり不足したりすることがあることや，最近の装置では減ってきたが CSA に対しても反応してしまい圧過剰となり，心拍出が前負荷に依存している心不全では心拍出量を低下させる可能性があることと，次に述べる CPAP 起因性 CSA を誘発する恐れがあるため心不全患者では注意が必要である．

CPAP 起因性 CSA とは，診断検査時は OSA だったものが，圧タイトレーション時など CPAP 使用下で CSA が頻発するものである．特に高い CPAP 圧がかかると CSA が発生することが多い．CPAP タイトレーション時や耳鼻科領域の術後に生じることは知られていたが，海外の OSA 患者の 15〜25% 程度，日本の OSA 患者の 5% 程度にみられることが報告されている．無呼吸の重症度，覚醒指数，最適 CPAP が高いことなどが発生リスクに挙げられ，循環器疾患患者に多いという報告もある[16]．CPAP 起因性 CSA の発生機序については明らかになってはいないが，CPAP 開始後数ヶ月に睡眠検査などで再検査すると，多くの患者で CSA が軽減または消失することが指摘されており，CPAP 開始に伴う急激な肺の伸展に対する神経反射による中枢性の呼吸抑制などによる一時的な反応である可能性が考えられている．また，心不全などもともと CSR のような周期性異常呼吸があり，上気道の狭小化も同時に存在する場合，現状の睡眠検査の解析に基づくと周期性のある OSA と判断され，CPAP で上気道が開存し保たれるため，OSA のコンポーネントは激減し CSA コンポーネントが顕在化し CPAP 起因性 CSA の状態になることもある[17]．

CPAP 起因性 CSA の治療としては，前述のようにアメリカ合衆国では ASV が適応とされ，それを支持するデータが報告されているが[18]，我が国では保険適応として使用することは困難である

こと，多くの症例でCPAPのみの治療により，数ヶ月の間にCSAが消失することから，CPAP起因性CSAが多発している場合でもCPAP治療のみで経過をみていくことが一般的である．

2. CSA

そもそもCSAは，心不全に伴う肺うっ血で中枢からの過換気刺激によって動脈血中の二酸化炭素レベル低いことがきっかけで起こる．入眠すると二酸化炭素レベルの無呼吸閾値が上昇するため，そもそも二酸化炭素レベルが低く無呼吸閾値レベルに近い心不全患者では，動脈血中の二酸化炭素レベルは変わらなくても閾値自体の上昇により容易にCSAが出現する．それがCSRパターンのように周期的に繰り返すのは，心不全患者では交感神経活性の亢進に伴う換気応答の亢進と心拍出量の低下に伴う循環時間の遅延があるので，肺でガス交換された血液ガスの情報がセンサーに到達するのが遅くなるとともに過剰な反応をしがちになるため無呼吸と過換気という両極端な呼吸となるからである．したがって，うっ血がより是正され，交感神経活性の低下と換気応答の正常化と心拍出量の増加に伴う循環時間の短縮がCSAを抑制する根本的な治療となる．したがってCSAの治療として心不全治療の最適化がまず行われるべきとされている．それでも，CSAが残存する場合や薬物の増量が副作用で困難であること，適応基準を満たしていないことなどの理由で治療の最適化が不完全な場合ではCSAに対する治療を考慮する．

CPAPはOSAだけでなく，このようなCSAの抑制に関しても有効とされているが，SDBの抑制の機序はOSAにおけるそれと全く異なるものである．OSAでは上気道を開存した状態で保つための陽圧を加え直接的にSDBを抑制するものであるが，CSAでは気道陽圧で胸腔内圧を上げ心臓の前負荷である静脈還流量を制限し，うっ血状態を解除して心拍出を増加させることで間接的にCSAを軽減するというのが主なメカニズムである[2)14)]．実際にCSAを呈する心不全患者にCPAPを導入し数日かけて徐々にCPAP圧をup-titrationして7 cmH$_2$O以上12 cmH$_2$Oまでに上げていった研究ではCPAPでCSAは抑制された．一方で，CPAPはCSAを呈する心不全患者の約半数でAHIを<15にすることができないことも示されていたが，CSAを合併する心不全患者をCPAPと対照群（従来治療のみ）に割付け3ヶ月後のLVEFの改善を比較した無作為化試験によって，CPAP群でLVEF＋7.7%と対照群と比べ心収縮能の優位な改善を示すという報告がなされており[14)]，さらに心移植と死亡の複合イベントの発生を評価した単施設の小規模の無作為化試験でCPAP群のうちアドヒアランス良好なサブグループでは対照群に比べ有意に予後良好であることが示されていたのでCPAPはCSAを合併する心不全患者に有効な治療であると考えられていた．その後報告された，CSAを合併する心不全患者をCPAP群と対照群に無作為に割付し心移植と死亡の複合イベントを多施設でより大規模にして評価した無作為化試験であるCanadian Continuous Positive Airway Pressure for Patients with Central Sleep Apnea and Heart Failure (CANPAP)試験[19)]では，CPAP群と対照群の間で予後に差を認めなかった．これについてはCANPAP試験の事後解析で，CPAPでCSAが抑制しきれない症例(non-responder)がやはり約50%認められ，抑制された症例(responder)では対照群に比し予後が良いものの，non-responderでの予後は非常に悪く全体の結果に影響したことが示された．したがって，CSAを十分に抑制することが予後改善につながる可能性が考えられ，CSAを最も有効に抑制しうるASVに注目が集まった．ASVは吸気時気道陽圧(inspiratory positive airway pressure；IPAP)と呼気時気道陽圧(expiratory positive airway pressure；EPAP)を供給する．さらに，無呼吸時には必要に応じてバックアップ換気を行う．これは従来の二層性気道陽圧と同じであるが，ASVは直近のフローもしくは換気量をモニタリングして患者の呼吸状態を評価し，

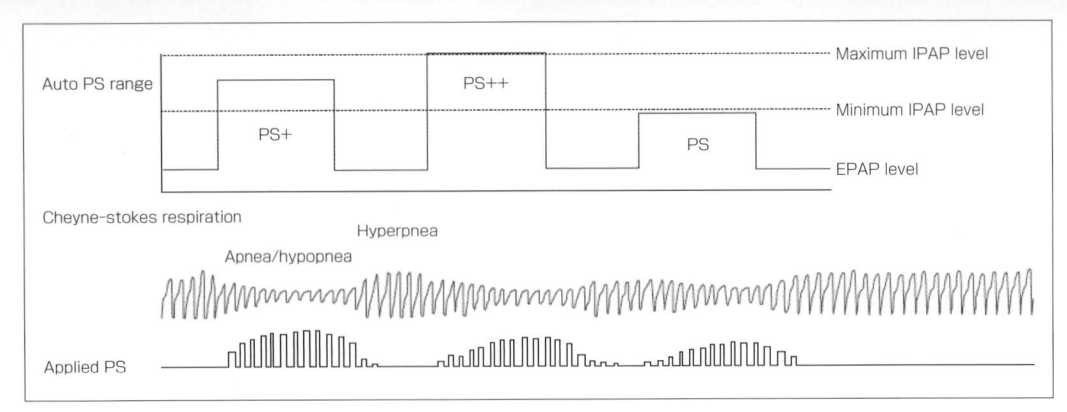

図 1. ASV について
ASV は直近のフローもしくは換気量をモニタリングして患者の呼吸状態を評価し，それに応じて IPAP を可変し，IPAP と EPAP の差である pressure support が一呼吸ごとに自動調節される．またバックアップ換気を行うタイミングも自動調節される
（文献 14 より引用）

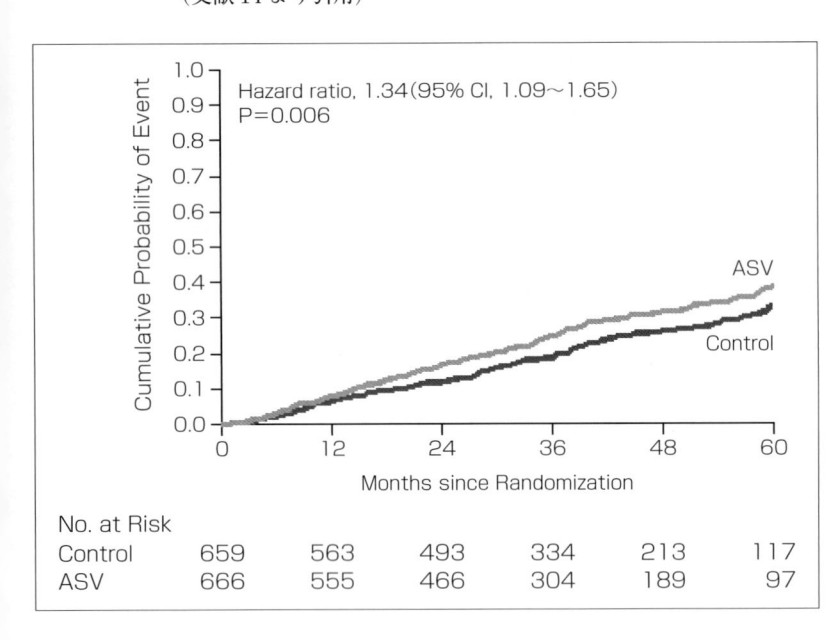

図 2. 心血管死亡
ASV 使用群ではコントロール群と比べて心血管死亡率が高い
（文献 20 より引用）

それに応じて IPAP を可変し，IPAP と EPAP の差である pressure support が一呼吸ごとに自動調節される．またバックアップ換気を行うタイミングも自動調節される（図1[14]）．さらに最近では EPAP をオート CPAP のように上気道閉塞・狭小化を対応するため自動調節してくれる機種が主流となり，OSA が混在する場合でも有効である．

ASV に関しては，国内外で短期的な心機能改善効果をみたいくつかの無作為化試験が行われ，心不全に合併した SDB を ASV 使用により抑えることは少なくとも心機能の改善に寄与すると考えられ，長期のイベント発生を比較する無作為化試験が行われ，そのうちの一つである The Treatment of Sleep-Disordered Breathing with Predominant Central Sleep Apnea by Adaptive Servo Ventilation in Patients with Heart Failure (SERVE-HF 試験)[20]の結果が 2015 年 9 月に発表された．この試験は，CSA 優位の SDB を有する低左心機能(左室駆出率≦45％)を伴った慢性心不全患者への ASV の有効性を調べたものであるが，結果として，死亡と心血管イベントの複合である使用評価項目は ASV 群で悪い傾向があり，心血管死亡は有意に ASV 群で高いという結果であった(図2[20])．この SERVE-HF 試験では ASV 脱落症例や継続例でも使用時間が短い症例が多く現状の Intention-to-treat 解析の結果だけでは断

定的なことはいえず結果を額面どおり受け取るのは難しいが，死亡症例の特徴が明らかにされない限りは SERVE-HF 試験の対象患者に合致する低左心機能の慢性心不全患者の CSA に対して ASV で治療することは避けるべきである．現在進行中の別の無作為化試験である A Multi-Centre, Randomized Study to Assess the Effects of Adaptive Servo Ventilation on Survival and Frequency of Cardiovascular Hospital Admissions in Patients with Heart Failure and Sleep Apnea（ADVENT-HF 試験）では CSA に加えて優位な OSA を合併する低左心機能の慢性心不全患者も対象としている点や EPAP をオート調節する機構を有する別の ASV 装置を使用していることもあり，より実臨床に近いためその結果によって取り扱いが再び大きく変わる可能性がある．現状としては低左心機能の慢性心不全患者の CSA は CANPAP の事後解析の結果を考慮して CPAP で CSA の抑制が十分ならば CPAP を導入することを検討する．この場合これまでのデータをふまえて固定圧で 7 cmH$_2$O 程度を目安にして原則的に 12 cmH$_2$O を超えない設定が望ましい．CPAP で CSA の抑制が不十分であれば治療しないか酸素療法などを考慮し，何らかの理由で ASV を導入するケースにおいては十分なインフォームドコンセントを得ることが必要である．

終わりに

心不全の OSA に対しては CPAP を第一選択とするが，固定圧をなるべく使用し，過剰な圧負荷を避け，非心不全と同様にアドヒアランスを維持することが望ましい．心不全に合併する SDB の治療において ASV はまだまだ重要な役割を担うと考えられるが，CSA 優位な低左心機能の慢性心不全における CSA 治療においては導入を避け，改めて CPAP を検討する状況になった．ASV はコスト面でも高額であり，基本に立ち返り必要な症例では CPAP を第一選択とすべきといえる．

参考文献

1) Kasai T, Bradley TD：Obstructive sleep apnea and heart failure：pathophysiologic and therapeutic implications. J Am Coll Cardiol, **57**：119-127, 2011.
2) Kasai T：Sleep apnea and heart failure. J Cardiol, **60**：78-85, 2012.
3) Roche F, Court-Fortune I, Pichot V, et al：Reduced cardiac sympathetic autonomic tone after long-term nasal continuous positive airway pressure in obstructive sleep apnoeas syndrome. Clin Physiol, **19**：127-134, 1999.
4) Narkiewicz K, Kato M, Phillips BG, et al：Nocturnal continuous positive airway pressure decreases daytime sympathetic traffic in obstructive sleep apnea. Circulation, **100**：2332-2335, 1999.
5) Ziegler MG, Mills PJ, Loredo JS, et al：Effect of continuous positive airway pressure and placebo treatment on sympathetic nervous activity in patients with obstructive sleep apnea. Chest, **120**：887-893, 2001.
6) Minoguchi K, Tazaki T, Yokoe T, et al：Elevated production of tumor necrosis factor-alpha by monocytes in patients with obstructive sleep apnea syndrome. Chest, **126**：1473-1479, 2004.
7) Yokoe T, Minoguchi K, Matsuo H, et al：Elevated levels of C-reactive protein and interleukin-6 in patients with obstructive sleep apnea syndrome are decreased by nasal continuous positive airway pressure. Circulation, **107**：1129-1134, 2003.
8) Bazzano LA, Khan Z, Reynolds K, et al：Effect of nocturnal nasal continuous positive airway pressure on blood pressure in obstructive sleep apnea. Hypertension, **50**：417-423, 2007.
9) Haentjens P, Van Meerhaeghe A, Moscariello A, et al：The impact of continuous positive airway pressure on blood pressure in patients with obstructive sleep apnea syndrome：evidence from a meta-analysis of placebo-controlled randomized trials. Arch Intern Med, **167**：757-764, 2007.
10) Arias MA, Garcia-Rio F, Alonso-Fernandez A, et al：Obstructive sleep apnea syndrome affects left ventricular diastolic function：ef-

fects of nasal continuous positive airway pressure in men. Circulation, **112**：375-383, 2005.
11) Tkacova R, Rankin F, Fitzgerald FS, et al：Effects of continuous positive airway pressure on obstructive sleep apnea and left ventricular afterload in patients with heart failure. Circulation, **98**：2269-2275, 1998.
12) Kasai T, Yumino D, Redolfi S, et al：Overnight Effects of Obstructive Sleep Apnea and Its Treatment on Stroke Volume in Patients With Heart Failure. Can J Cardiol, **31**：832-838, 2015.
13) Arzt M, Young T, Finn L, et al：Sleepiness and sleep in patients with both systolic heart failure and obstructive sleep apnea. Arch Intern Med, **166**：1716-1722, 2006.
14) Kato T, Suda S, Kasai T：Positive airway pressure therapy for heart failure. World J Cardiol, **6**：1175-1191, 2014.
15) Smith LA, Vennelle M, Gardner RS, et al：Auto-titrating continuous positive airway pressure therapy in patients with chronic heart failure and obstructive sleep apnoea：a randomized placebo-controlled trial. Eur Heart J, **28**：1221-1227, 2007.
16) Rao H, Thomas RJ：Complex sleep apnea. Curr Treat Options Neurol, **15**：677-691, 2013.
17) Higuchi M, Kasai T, Kasagi S, et al：A case of obstructive sleep apnea with dissociation between apnea termination and arousal：Is this a hint for complex sleep apnea? Sleep Med, **10**：1063-1065, 2009.
18) Morgenthaler TI, Kuzniar TJ, Wolfe LF, et al：The complex sleep apnea resolution study：a prospective randomized controlled trial of continuous positive airway pressure versus adaptive servoventilation therapy. Sleep, **37**：927-934, 2014.
19) Bradley TD, Logan AG, Floras JS, et al：Rationale and design of the Canadian Continuous Positive Airway Pressure Trial for Congestive Heart Failure patients with Central Sleep Apnea—CANPAP. Can J Cardiol, **17**：677-684, 2001.
20) Cowie MR, Woehrle H, Wegscheider K, et al：Adaptive Servo-Ventilation for Central Sleep Apnea in Systolic Heart Failure. N Engl J Med, **373**：1095-1105, 2015.
21) Malone S, Liu PP, Holloway R, et al：Obstructive sleep apnoea in patients with dilated cardiomyopathy：effects of continuous positive airway pressure. Lancet, **338**：1480-1484, 1991.
22) Johnson CB, Beanlands RS, Yoshinaga K, et al：Acute and chronic effects of continuous positive airway pressure therapy on left ventricular systolic and diastolic function in patients with obstructive sleep apnea and congestive heart failure. Can J Cardiol, **24**：697-704, 2008.
23) Yoshinaga K, Burwash IG, Leech JA, et al：The effects of continuous positive airway pressure on myocardial energetics in patients with heart failure and obstructive sleep apnea. J Am Coll Cardiol, **49**：450-458, 2007.
24) Kaneko Y, Floras JS, Usui K, et al：Cardiovascular effects of continuous positive airway pressure in patients with heart failure and obstructive sleep apnea. N Engl J Med, **348**：1233-1241, 2003.
25) Usui K, Bradley TD, Spaak J, et al：Inhibition of awake sympathetic nerve activity of heart failure patients with obstructive sleep apnea by nocturnal continuous positive airway pressure. J Am Coll Cardiol, **45**：2008-2011, 2005.
26) Ryan CM, Usui K, Floras JS, et al：Effect of continuous positive airway pressure on ventricular ectopy in heart failure patients with obstructive sleep apnoea. Thorax, **60**：781-785, 2005.
27) Gilman MP, Floras JS, Usui K, et al：Continuous positive airway pressure increases heart rate variability in heart failure patients with obstructive sleep apnoea. Clin Sci (Lond), **114**：243-249, 2008.
28) Ruttanaumpawan P, Gilman MP, Usui K, et al：Sustained effect of continuous positive airway pressure on baroreflex sensitivity in congestive heart failure patients with obstructive sleep apnea. J Hypertens, **26**：1163-1168, 2008.
29) Hall AB, Ziadi MC, Leech JA, et al：Effects of short-term continuous positive airway pressure on myocardial sympathetic nerve function and energetics in patients with heart failure and obstructive sleep apnea：a randomized

study. Circulation, **130**: 892-901, 2014.
30) Mansfield DR, Gollogly NC, Kaye DM, et al: Controlled trial of continuous positive airway pressure in obstructive sleep apnea and heart failure. Am J Respir Crit Care Med, **169**: 361-366, 2004.
31) Egea CJ, et al, Spanish Group of Sleep Breathing D: Cardiac function after CPAP therapy in patients with chronic heart failure and sleep apnea: a multicenter study. Sleep Med, **9**: 660-666, 2008.
32) Ferrier KA, Neill AM, O'Meeghan T, et al: Continuous positive airway pressure in heart failure patients with obstructive sleep apnoea. Intern Med J, **38**: 829-836, 2008.
33) Wang H, Parker JD, Newton GE, et al: Influence of obstructive sleep apnea on mortality in patients with heart failure. J Am Coll Cardiol, **49**: 1625-1631, 2007.
34) Kasai T, Narui K, Dohi T, et al: Prognosis of patients with heart failure and obstructive sleep apnea treated with continuous positive airway pressure. Chest, **133**: 690-696, 2008.
35) Kasai T: Chronic heart failure (CHF) and sleep-disordered breathing. Evidence for the effect of continuous positive airway pressure (CPAP) and key practical implications. "NONINVASIVE MECHANICAL VENTILATION: theory, equipment and clinical applications". 2nd Edition.

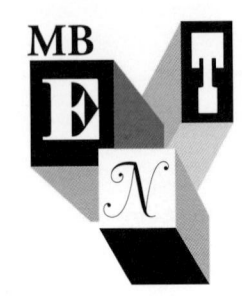

◆特集・睡眠時無呼吸症候群におけるCPAPの正しい使い方

神経筋疾患とCPAP治療

中山秀章*

Abstract 神経筋疾患に合併する睡眠呼吸障害では，通常の閉塞性睡眠時無呼吸だけではなく，呼吸調節異常による中枢性無呼吸，低換気や，喉頭部の閉塞である声帯開大障害や喉頭蓋閉塞が出現することがある．そのため，睡眠医療に習熟した耳鼻科医，神経内科医，呼吸器内科医などが連携して治療に取り組むことが望ましく，CPAP治療を行う上で注意を要する．また，突然死を生じることがあり，睡眠呼吸障害との関連性も疑われており，今後の研究が望まれる．さらに神経筋疾患の進行に伴い，認知機能や日常生活活動の低下を生じていく．したがって単に睡眠呼吸障害の治療だけではなく，患者本人の予後，生活の質に加え，家族を含む介護者の関わりを含め，倫理的な観点からも治療をどうするか考えていく必要がある．

Key words 脳血管疾患(cerebrovascular disease)，認知症(dementia)，中枢性睡眠時無呼吸(central sleep apnea)，筋緊張性ジストロフィー(myotonic dystrophy)，多系統萎縮症(multiple system atrophy)，声帯開大障害(vocal cord dysfunction)，持続陽圧呼吸療法(continuous positive airway pressure therapy)，倫理問題(ethical problem)

はじめに

神経筋疾患を背景にする睡眠呼吸障害(SDB)では，呼吸調節異常を伴う場合や上気道の閉塞機序が特殊な場合があり，その病態を踏まえた治療アプローチが必要な場合がある．したがって，背景に神経筋疾患がある場合には，通常の閉塞性睡眠時無呼吸(OSA)に比べ持続陽圧呼吸(CPAP)療法などの陽圧呼吸療法を行う場合に注意しなければならない．

そのため，神経内科医，呼吸器内科医，耳鼻科医等の睡眠医療の知識を有するチーム医療としてのアプローチが重要である．

ここでは，文献および経験より神経筋疾患におけるSDB患者に配慮すべきこと，およびCPAP治療について述べる．

対象となる神経筋疾患とSDBの診断・治療の進め方

神経筋疾患も多種多様であり，SDBが単に併存している場合や，原病に関連して合併している場合がある．睡眠呼吸障害を合併する神経筋疾患としては，脳卒中などの脳血管疾患，パーキンソン病，多系統萎縮症(MSA)，認知症などの変性疾患，筋ジストロフィーなどの遺伝性疾患などを考えておくべきである．

神経筋疾患に伴うSDBでは，通常のOSAでみられるいびき，無呼吸を主症状で受診する場合の他，日中の眠気を訴えて精査を希望してくる場合がある．パーキンソン病では約半数に，筋緊張性ジストロフィー(DM)では約1/3に眠気の自覚がある．いびきや無呼吸の指摘だけではなく，このように眠気を主訴に検査を希望する場合がある．ただし，パーキンソン病の患者ではSDBの合併

* Nakayama Hideaki, 〒160-0023 東京都新宿区西新宿6-7-1 東京医科大学病院呼吸器内科，准教授

はあまり多くないとの報告がある．

　診断時に注意すべき点として，頻度は多いわけではないが，背景に神経筋疾患が存在している場合があることに気をつけておく．そして治療を開始する前に神経筋疾患合併のSDBとして配慮が必要かどうかを見極めることが必要である．神経筋疾患があることがわかっている場合には，担当の神経内科から診断名，病状の把握をして，SDBを治療する上での注意点があるか確認することが重要である．わかっていない場合でも，疑うことが容易にできる場合もある．たとえば，MSAではロバのいななきと呼ばれる特徴的な高音性いびき音（ヒィーヒィー）を呈することや，筋緊張性ジストロフィーでは西洋斧様顔貌，前頭部脱毛を呈するなど特徴的な所見がある場合もある．このような場合には，睡眠検査を進めるとともに，神経内科医にコンサルトし，確定診断を進めてもらう．

　治療導入時注意すべき点として，神経筋疾患とわかっている場合には，できるだけ呼吸機能検査や動脈血ガス分析を行い，低換気や呼吸中枢異常を疑わせるような異常があれば，呼吸器内科医に相談した方がよい．さらに嚥下機能が低下している場合には，CPAPなどの陽圧呼吸療法により誤嚥のリスクも増加することもあることから，その観点からの対処が必要である．

主な神経筋疾患ごとのSDBの特徴と診療における留意点

1．脳血管疾患

　周知のようにSDBでは，脳血管疾患の合併は高いことが知られ，横断的疫学研究においては，AHI＞11/時間では，0～1.3/時間に比べ，相対リスクは1.58（1.02～2.46）倍であることが報告[1]されている．また，縦断的疫学研究にても閉塞性SDBは独立した危険因子である[2]．逆に脳卒中患者では，60～95％にSDBの合併があり，閉塞性SDBだけではなく，中枢性SDBも10～40％程度みられると報告されている．脳卒中，一過性虚血を呈した患者延べ1,200名弱のレビューによれば，SDBが重症になればなるほど，脳虚血の再発作と全死因のリスクが高くなることが示されている．しかし，CPAP治療の抑制効果についてははっきりした結論は得られなかった[3]．

　しかし，最近，初発の虚血性脳卒中を呈し，中等症以上のOSAを有する患者にCPAPの治療効果の研究が行われている[4]．CPAP使用群（57例）と通常治療群（69例）の5年間の生存率は100％と89.9％（p＝0.015）で，心血管イベントを認めない生存率89.5％と75.4％（p＝0.059）であった．つまり，CPAP治療は長期予後に有効性が期待できる．

　したがって，現状では，重症のSDBに対してはCPAP治療を導入するのは妥当であるが，脳血管疾患の既往を有するSDB患者に対しては，CPAP治療の適応があれば，アドヒアランスに注意しながら，できるだけ使用してもらうように図るべきである．

2．認知症

　厚生労働省から2010年の認知症高齢者の現状が報告されている．それによれば，65歳以上の高齢者について，認知症の有病率は15％（約439万人）で，軽度認知機能障害（MCI）の有病率は13％（約380万人）と推定されている．今後，日本社会のさらなる高齢化とともになんらかの認知機能障害を有する数はさらに増加していくものと考えられる．

　そして高齢者ではSDBの有病率は40％以上との報告があり，治療していないことで，認知機能障害や機能低下が進むとされている．CPAP治療は，短期的には睡眠の質を改善し，少数例ではあるが，継続群と中止群との1年後の比較において，継続群の方が認知機能の低下を抑制されることが報告されている．

　さらに最近，アルツハイマー病の早期発見，予防，治療介入のためのコホート研究であるAlzheimer's Disease Neuroimaging Initiative（ADNI）の参加者において，SDBの有無が認知障害の発症時期や，またCPAPの効果をみた研究が報告

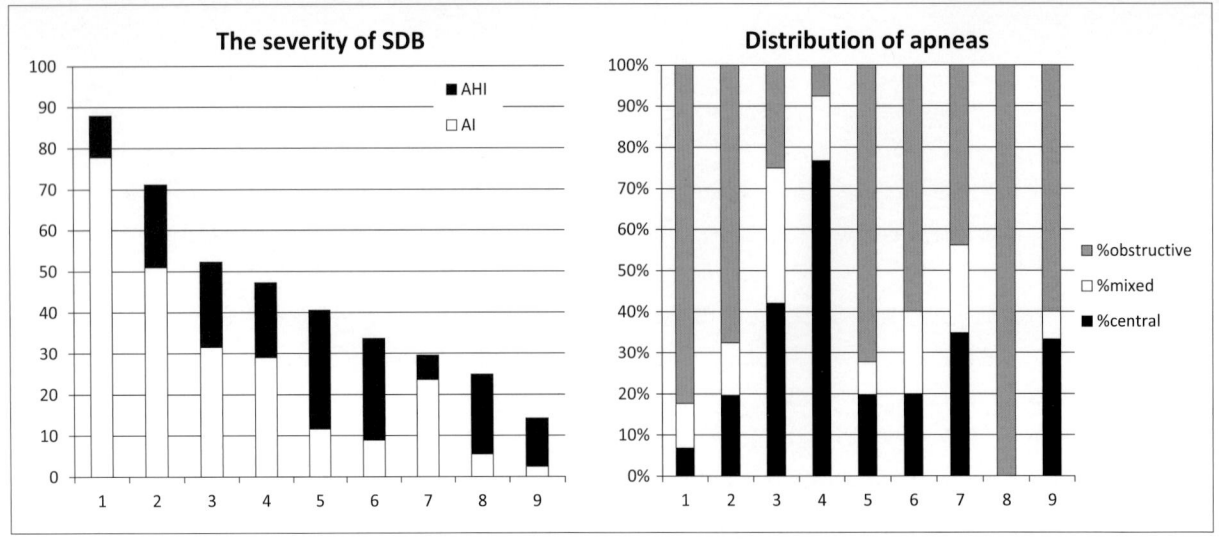

図 1. 筋緊張性ジストロフィー患者の SDB 重症度と呼吸イベントタイプの状況

されている．それによれば SDB を有する患者の方が，MCI や AD の発症年齢が若く，CPAP の使用で MCI の発症が遅いことを示されている[5]．

したがって，認知機能の悪化の抑制の観点からは，高齢者に対し，SDB の合併の有無をチェックし，CPAP による治療介入を考慮した方がよいだろう．しかし，高度の認知機能低下を呈している場合には，その継続性も難しい場合があるので，配偶者，家族などの介護者の協力が期待できるか，日中の覚醒中の生活に影響を与える眠気の問題があるか，心や脳血管疾患のリスクファクターがあるかなどを考慮して継続していくかを考えていくのがよい．

3. 筋緊張性ジストロフィー(DM)

難病情報センターの情報によれば，DM は成人で最も頻度の高い筋ジストロフィー症であり，筋強直および筋萎縮を特徴とする．常染色体優性遺伝で，軽症例では本症と気づかれないことも多い．人口 10 万人当たり 7 人程度とされ，19 番染色体に存在するミオトニンプロテインキナーゼ(DMPK)遺伝子の CTG が反復する異常な伸長するトリプレットリピート病である．側頭筋・胸鎖乳突筋や四肢遠位優位の筋力低下や萎縮を示し，手を強く握ったり，母指球を叩打した時に，筋強直現象が生じる．また，骨格筋だけではなく，多臓器を侵す全身疾患で，心病変(心伝導障害，心筋障害)，中枢神経症状(認知症状，性格変化，傾眠)，眼症状(白内障，網膜変性症)，内分泌異常(耐糖能障害，高脂血症)などを示す．

原病の予後も 50 歳代前半で，肺炎や急性呼吸不全などの呼吸器疾患で約半数がなくなることが知られている[6]．

DM では，30～40％に SDB の合併がある．PSG を行った自験例では 9 例全例が無呼吸低呼吸指数(AHI)5 以上の SDB で，軽症 1 例，中等症 2 例，重症 6 例の閉塞性であった．図 1 に示すように無呼吸のタイプでは，中枢性イベントを有する頻度が多く，無呼吸イベントの平均 28％の割合で認めた．呼吸機能上 4 例に拘束性換気障害があり，血ガス上，8 例に 45 Torr 以上の二酸化炭素分圧の上昇を伴う低換気を認めており，呼吸調節異常の関与が考えられた．日中の眠気があったのは，5 例であった．8 例に対し，CPAP を 4 例，換気補助が可能な非侵襲的陽圧呼吸換気療法(NPPV)を 4 例に導入した．図 2 のように 6 例において治療効果が評価できており，NPPV2 例を除き，AHI 10/時間未満に改善するが，アドヒアランスが悪い症例もあるので，モニタリングをしっかり行い，使用してもらうように指導管理を行う必要がある．呼吸筋筋力低下に加え，呼吸中枢の障害も加わり，呼吸不全を起こすこともあるので，CPAP から NPPV へ変更する必要となる場合がある．また，誤嚥しやすく肺炎を合併しやすいこともあり，CPAP や NPPV の継続が難しくなる場合が

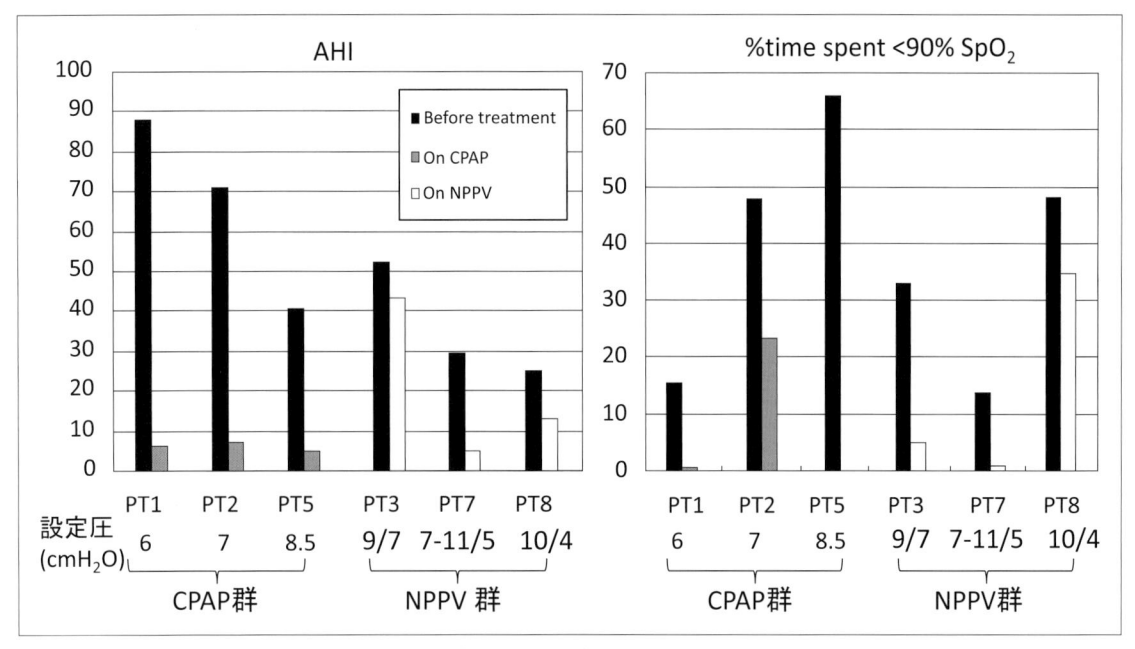

図 2. 陽圧呼吸療法の有無による SDB への効果
PT3 では，治療誘発性中枢性無呼吸が生じた．CPAP；持続陽圧呼吸療法，NPPV；非侵襲的陽圧呼吸療法

ある．

このような呼吸・嚥下障害による呼吸不全・肺炎の他，心伝導障害による致死性不整脈が生命予後に最も関与し，突然死による死亡も多い．さらに種々の良性・悪性腫瘍も合併しやすいので，神経内科医と協力して，治療を進めていくことが重要である．

4. 多系統萎縮症(MSA)

MSA は成年期に発症し，小脳脳幹や脊髄に加えて大脳皮質などの神経細胞の変性，オリゴデンドログリア細胞質内の不溶化したαシヌクレインからなる封入体(グリア細胞質内封入体：GCI)の蓄積を特徴とする．遺伝性のない孤発例の進行性の変性疾患である．我が国で最も頻度の高い病型は MSA-C(以前はオリーブ橋小脳萎縮症 OPCA と呼ばれていた)である．MSA-C は中年以降に起立歩行時のふらつきなどの小脳性運動失調で初発し主要症候となる．MSA-P(以前は線条体黒質変性症と呼ばれていた)は筋固縮，無動，姿勢反射障害などのパーキンソン病類似症状で初発し，進行は早く，抗パーキンソン病薬の反応に乏しい一群である．起立性低血圧や排尿障害など自律神経症候で初発するもの(以前はシャイ・ドレーガー症候群と呼ばれていた)もある．何れの病型においても，経過と共に小脳症候，パーキンソニズム，自律神経障害は重複し，さらに錐体路徴候を伴うことが多い．

MSA は頭部の X 線 CT や MRI で，小脳，橋の萎縮を比較的早期から認める．T2 強調画像水平断にて，橋中部に十字状の高信号である十字サインや，被殻の萎縮やその外側部の直線状の T2 高信号や後部の低信号化などがある．

有効な治療がなく，突然死を認めたり，発症後平均約 5 年で車椅子使用，約 8 年で臥床状態と ADL が悪くなり，罹病期間は 9 年程度と予後不良な疾患である．

MSA の SDB 合併の頻度は，15～37%[7]という報告があるが，我々の経験ではより高頻度(64%)に AHI>5/時間の SDB を認めた．また，特徴的な高調性いびき音(喉頭喘鳴)は 13～69% に認められている．

SDB は，そのほとんどが閉塞性 SDB であるが，中枢性のものも報告[8]され，疾患後期にみられるとされている．我々の症例にも閉塞性 SDB として経過をみていた症例が中枢性 SDB となった症例もあり，SDB のタイプが変化して認められる場合もある．

日中の過眠は，欧米 MSA 患者 86 名では 28%

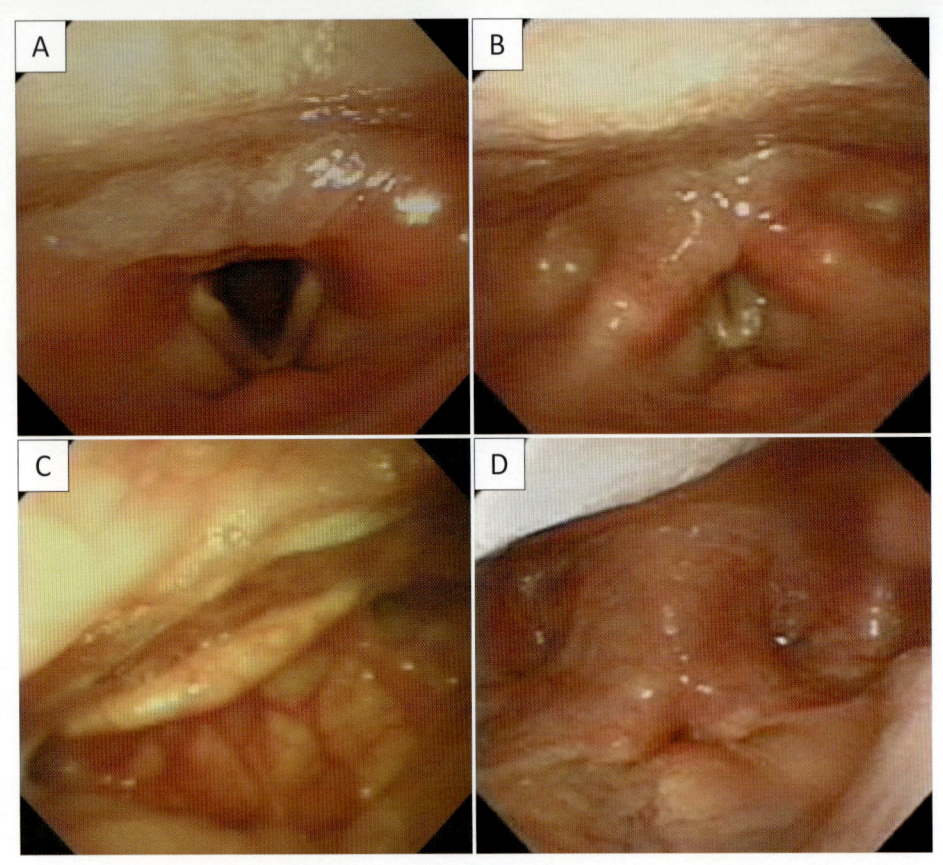

図 3.
薬物誘導睡眠下内視鏡検査における主な喉頭所見
A：正常（呼気時開大位）
B：声帯開大障害
C：喉頭蓋閉塞（floppy epiglottis）
D：被裂性閉塞

に認め，健常者の 2％に比し，有意に頻度が高いことが報告[9]されている．日本人患者においても 24％に日中傾眠があり，同様な状況であった．SDB や周期性四肢運動の合併が多く認められたが，眠気との関連性を認めず，眠気の原因として SDB などの関与ははっきりしていない[10]．

閉塞の部位について薬物誘導睡眠下内視鏡検査（DISE）にて評価すると，30％は咽頭部のみの閉塞であり，通常の閉塞性 SDB と考えられるものであった．50％は喉頭部の閉塞を伴うもので，図 3 のように 48％が声帯開大障害，22％が喉頭蓋の倒れこみ（floppy epiglottis），22％が被裂部の引き込みに伴うものであった．残り 20％は，DISE では明らかな閉塞を同定できなかった．このように MSA の閉塞性 SDB では，喉頭部の閉塞を伴うことが特徴的であり，覚醒時には目立たず，睡眠時に顕在化することが多いので，注意が必要である．

治療としては，CPAP などの陽圧呼吸療法の有効性[11]が示されている．また，喉頭喘鳴を伴う声帯開大障害に対して，適度な陽圧をかけることで声帯開大が得られ，喉頭喘鳴を伴わない MSA と同様な予後が期待できると報告されている[12]．しかし，陽圧呼吸療法時に注意すべきことがある．前述のように floppy epiglottis（17 例中，軽症 9 例，重症 3 例）がみられることがあるが，軽度に認める症例に陽圧がかけることで 9 例中 2 例（22％）が増悪し，酸素化の悪化した症例も認めた[13]ので注意が必要である．もう一つは，陽圧呼吸療法により閉塞を解除すると中枢性呼吸異常が顕在化する場合[14]がある．

さらに陽圧呼吸療法を導入しても，継続性の問題がある．我々の経験では，29 例中，CPAP 治療期間中に 6 名が死亡し，うち 4 例が突然死であった．残り 23 例においても 19 例（83％）が中止しており，その中止の理由として，再発性誤嚥性肺炎 9 例，呼吸不全 4 例，本人の希望 3 例，窒息感 2 例，夜間頻尿 1 例であった．これらの平均継続期間は 13（1～53）ヶ月であった．CPAP 使用期間が 13 ヶ月未満（短期使用群）と以上（長期使用群）で比較すると，MSA の重症度，AHI，CPAP 圧とは関

係なく，floppy epiglottis を合併している頻度が短期使用群に多かった[15]．したがって，覚醒時だけでなく，可能な限り DISE を行い，睡眠中の上気道を評価することが望ましい．

陽圧呼吸療法ができない場合に，気管切開が行われるが，その後も突然死が出現することがあり，単に上気道の開存性を維持するだけでは十分でない．原因としては呼吸調節の異常や，致死的不整脈や喀痰，誤嚥による窒息などの可能性も疑われているが，わかっていない．

MSA は進行性の変性疾患であり，ADL の低下だけではなく，認知機能低下も併発してくることが知られるようになっており，また，突然死が生じることもあるので，SDB に対する治療について医学的な面からだけではなく，倫理面からの説明と同意を行う必要があり，できるだけ本人，場合によっては家族の意思を確認することが重要である．

まとめ

神経筋疾患に伴う SDB についての特徴と注意すべき点を述べた．集学的なアプローチが必要で，原病の進行，予後を含めた SDB の治療選択，継続性を判断していくことが重要である．

文献

1) Shahar E, Whitney CW, Redline S, et al：Sleep-disordered breathing and cardiovascular disease：cross-sectional results of the Sleep Heart Health Study. Am J Respir Crit Care Med, **163**：19-25, 2001.
2) Yaggi HK, Concato J, Kernan WN, et al：Obstructive sleep apnea as a risk factor for stroke and death. N Engl J Med, **353**：2034-2041, 2005.
   Summary 1,022 名を対象にしたコホート研究で，補正後でも OSA 群がハザード比 1.97 で脳卒中や死亡になりやすい．
3) Birkbak J, Clark AJ, Rod NH：The effect of sleep disordered breathing on the outcome of stroke and transient ischemic attack：a systematic review. J Clin Sleep Med, **10**：103-108, 2014.
4) Parra O, Sanchez-Armengol A, Capote F, et al：Efficacy of continuous positive airway pressure treatment on 5-year survival in patients with ischaemic stroke and obstructive sleep apnea：a randomized controlled trial. J Sleep Res, **24**：47-53, 2015.
5) Osorio RS, Gumb T, Pirraglia E, et al：Sleep-disordered breathing advances cognitive decline in the elderly. Neurology, **84**：1964-1971, 2015.
6) Mathieu J, Allard P, Potvin L, et al：A 10-year study of mortality in a cohort of patients with myotonic dystrophy. Neurology, **52**：1658-1662, 1999.
7) Ghorayeb I, Bioulac B, Tison F：Sleep disorders in multiple system atrophy. J Neural Transm, **112**：1669-1675, 2005.
8) Cormican LJ, Higgins S, Davidson AC, et al：Multiple system atrophy presenting as central sleep apnoea. Eur Respir J, **24**：323-325, 2004.
9) Moreno-Lopez C, Santamaria J, Salamero M, et al：Excessive daytime sleepiness in multiple system atrophy(SLEEMSA study). Arch Neurol, **68**：223-230, 2011.
10) Shimohata T, Nakayama H, Tomita M, et al：Daytime sleepiness in Japanese patients with multiple system atrophy：prevalence and determinants. BMC Neurol, **12**：130, 2012.
11) Ghorayeb I, Yekhlef F, Bioulac B, et al：Continuous positive airway pressure for sleep-related breathing disorders in multiple system atrophy：long-term acceptance. Sleep Med, **6**：359-362, 2005.
    Summary 18 名の SDB のある MSA 患者に 13 例に CPAP を導入し，長期使用には原病が重症でないことが重要である．
12) Iranzo A, Santamaria J, Tolosa E, et al：Long-term effect of CPAP in the treatment of nocturnal stridor in multiple system atrophy. Neurology, **63**：930-932, 2014.
    Summary CPAP 治療により 14 名の喘鳴をもつ MSA 患者も，26 名の喘鳴のない MSA 患者と同様な予後が得られた．
13) Shimohata T, Tomita M, Nakayama H, et al：Floppy epiglottis as a contraindication of CPAP in patients with multiple system atrophy. Neurology, **76**：1841-1842, 2011.

14) Suzuki M, Saigusa H, Shibasaki K, et al：Multiple system atrophy manifesting as complex sleep-disordered breathing. Auris Nasus Larynx, **37**：110-113, 2010.
Summary 56歳の女性MSA患者で，AHI 29.6/時間のOSAにCPAPやASVを試みても，かなりの中枢性イベントが残存した症例を報告．
15) Shimohata T, Nakayama H, Aizawa N, et al：Discontinuation of continuous positive airway pressure treatment in multiple system atrophy. Sleep Med, **15**：1147-1149, 2014.

会 告

第 39 回日本顔面神経学会

会　期：2016 年 5 月 26 日(木), 27 日(金)
会　場：大阪国際会議場(グランキューブ大阪)
　　　　〒530-0005　大阪府大阪市北区中之島 5-3-51　TEL：06-4803-5555(代表)
会　長：土井勝美(近畿大学耳鼻咽喉科教授)
　　　　学会担当事務局長：齋藤和也

特別講演：
　1)「神経再生の最前線」
　　　山下俊英 教授(大阪大学大学院医学系研究科分子神経科学講座)
　2)「Seeing is believing：objective measurements of facial palsy, facial deformity, and facial reanimation surgery」
　　　Prof. Lisa E. Ishii(Department of Otolaryngology-Head and Neck Surgery, Johns Hopkins University School of Medicine)

シンポジウム：
　1)「顔面神経麻痺の評価 up-to-date」
　2)「顔面神経麻痺に対する形成外科手術 up-to-date」
　3)「患者からみた顔面神経麻痺, 他者から見た顔面神経麻痺」
　4)「治るリハビリテーション」

ビデオセッション：「顔面神経の触り方」

「**第 7 回顔面神経麻痺リハビリテーション技術講習会**」を学会と並行し開催いたします.
会　期：2016 年 5 月 26 日(木)15：15〜17：15, 5 月 27 日(金)8：30〜10：30
会　場：大阪国際会議場(グランキューブ大阪)
　　　　参加申し込み方法の詳細は第 39 回日本顔面神経学会の公式 web サイト(http//jsfnr39.umin.jp/)をご覧ください.
参加費：医師：￥15,000, 医師以外：￥10,000
　　　　第 39 回日本顔面神経学会, 第 7 回顔面神経麻痺リハビリテーション技術講習会の両方に参加可能です. 参加費には会員懇親会費が含まれます. 今回は, 学会・講習会それぞれ単独の参加費設定はありません.
専門医登録：日耳鼻専門医証(ID カード)受付については, ネームカードを着用の上, 総合受付横の日耳鼻専門医登録受付にて専門医証(ID カード)をご呈示いただき, 登録を行ってください.
※　学会には会員以外の方でも参加できます. 学生および初期研修医の参加費などの詳細については, 第 39 回日本顔面神経学会の公式 web サイトをご覧ください.
※　個人情報保護, 著作権保護, 肖像権保護の観点から, 如何なる写真撮影, 録音, ビデオ撮影はご遠慮ください.
※　本学会は, 「日本耳鼻咽喉科学会認定専門医制度学術集会」に該当いたします. また, 日本形成外科学会, 日本ペインクリニック学会の認めた専門医資格更新のための生涯教育基準点数(3 点)を有します.
※　ご発表いただきました全ての演題の要旨は, 原則として Facial N Res Jpn Vol. 36 へご投稿ください.
学会事務局：近畿大学医学部耳鼻咽喉科学講座内(学会担当秘書：三宅敦子)
　　　　　　〒589-8511　大阪狭山市大野東 377-2
　　　　　　TEL：072-366-0221(内線 3225)／FAX：072-368-2252
事務連絡先：第 39 回日本顔面神経学会　運営事務局
　　　　　　株式会社 JTB コミュニケーションズ　コンベンション事業局内
　　　　　　〒530-0001　大阪市北区梅田 3-3-10　梅田ダイビル 4 階
　　　　　　TEL：06-6348-1391／FAX：06-6456-4105
　　　　　　E-mail：jsfnr2016@jtbcom.co.jp／第 39 回学会ホームページ：http//jsfnr39.umin.jp

会 告

日本頭頸部癌学会主催　第7回教育セミナーのご案内

日本頭頸部癌学会
教育委員会委員長　　三浦　弘規

　日本頭頸部癌学会主催第7回教育セミナーを下記の要領で開催いたしますのでご案内申し上げます.
　会場は「ソニックシティ」で第40回日本頭頸部癌学会会場と同じ会場です．第7回セミナーの各論は1）喉頭と2）大唾液腺と致しました.本セミナー受講者には日本がん治療認定医機構の学術単位（3単位），また日本口腔外科学会専門医制度の資格更新のための研修単位（5単位）が与えられますので，多数のご参加をお待ちしております．日本耳鼻咽喉科学会専門医の方は学術集会参加票をお持ちください．5単位が取得できます．また日本頭頸部外科学会主催　頭頸部がん専門医申請資格の学術活動として認められます.
　なお，セミナー当日には翌日からの第40回日本頭頸部癌学会の受付等は行っておりません.

1．日　　時：平成28年6月8日（水）　12：00～17：00（予定）
2．会　　場：ソニックシティ　1F　大ホール
　　　　　　〒330-8669　埼玉県さいたま市大宮区桜木町1-7-5
　　　　　　TEL：048-647-4111　　FAX：048-647-4159
　　　　　　URL：https://www.sonic-city.or.jp/
3．内　　容：テーマ1．頭頸部癌総論　　テーマ2．喉頭　　テーマ3．大唾液腺
4．受 講 料：5,000円　「第7回教育セミナー」と明記の上，下記口座にお振り込みください.
　　　　　　郵便振替口座　00120-2-72710　　日本頭頸部癌学会
5．応募方法：原則当日受付は行いません．席に余裕がある場合には受講のみは可能としますが，いかなる理由であっても当日受付での受講修了証の発行は致しませんのでご注意ください．
　・当会HP（http://www.jshnc.umin.ne.jp/）の申込用紙に必要事項をご記入の上，
　　〒135-0033　東京都江東区深川2-4-11　一ツ橋印刷（株）学会事務センター内，
　　日本頭頸部癌学会セミナー担当宛にお送りください.
　　TEL：03-5620-1953　FAX：03-5620-1960
　・参加費の振り込みが確認され次第，参加受付証を郵送いたします.
　・申し込み締め切りは平成28年5月27日（金）（必着）です．先着順に受付いたします.
　・参加資格：特に規定はありません（ただし，一般の方は対象としておりません）．医師以外のメディカルスタッフの方も歓迎いたします．医学生，初期研修医，医師以外のメディカルスタッフの方は，参加費は無料ですがその場合，指導教授（医）または本学会員の証明が必要です．本学会HP内の案内に書式を掲載する予定です．
　・定員：500名．なおHPからの事前登録はいたしません．

会 告

第 53 回日本リハビリテーション医学会学術集会

テーマ：軌轍と融和

会　期：2016 年 6 月 9 日（木）～11 日（土）

会　場：国立京都国際会館（〒606-0001　京都市左京区宝ヶ池）
　　　　グランドプリンスホテル京都（〒606-8505　京都府京都市左京区宝ヶ池）

会　長：久保俊一（京都府立医科大学副学長）

事前登録：2016 年 1 月 15 日（金）～5 月 9 日（月）

学会 HP：http://www.congre.co.jp/jarm53/

主催事務局：〒602-8566　京都市上京区河原町通広小路上る梶井町 465
　　　　　　京都府立医科大学リハビリテーション医学教室内

運営事務局：〒541-0047　大阪市中央区淡路町 3-6-13　株式会社コングレ内
　　　　　　TEL：06-6229-2555／FAX：06-6229-2556／E-mail：jarm53@congre.co.jp

FAXによる注文・住所変更届け

改定：2015年1月

毎度ご購読いただきましてありがとうございます．

読者の皆様方に小社の本をより確実にお届けさせていただくために，FAXでのご注文・住所変更届けを受けつけております．この機会に是非ご利用ください．

◎ご利用方法

FAX専用注文書・住所変更届けは，そのまま切り離してFAX用紙としてご利用ください．また，注文の場合手続き終了後，ご購入商品と郵便振替用紙を同封してお送りいたします．**代金が5,000円をこえる場合，代金引換便とさせて頂きます．**その他，申し込み・変更届けの方法は電話，郵便はがきも同様です．

◎代金引換について

本の代金が5,000円をこえる場合，代金引換とさせて頂きます．配達員が商品をお届けした際に，現金またはクレジットカード・デビットカードにて代金を配達員にお支払い下さい(本の代金＋消費税＋送料)．(※年間定期購読と同時に5,000円をこえるご注文を頂いた場合は代金引換とはなりません．郵便振替用紙を同封して発送いたします．代金後払いという形になります．送料は定期購読を含むご注文の場合は頂きません)

◎年間定期購読のお申し込みについて

年間定期購読は，1年分を前金で頂いておりますため，代金引換とはなりません．郵便振替用紙を本と同封または別送いたします．送料無料，また何月号からでもお申込み頂けます．

毎年末，次年度定期購読のご案内をお送りいたしますので，定期購読更新のお手間が非常に少なく済みます．

◎住所変更届けについて

年間購読をお申し込みされております方は，その期間中お届け先が変更します際，必ずご連絡下さいますようよろしくお願い致します．

◎取消，変更について

取消，変更につきましては，お早めにFAX，お電話でお知らせ下さい．

返品は，原則として受けつけておりませんが，返品の場合の郵送料はお客様負担とさせていただきます．その際は必ず小社へご連絡ください．

◎ご送本について

ご送本につきましては，ご注文がありましてから約1週間前後とみていただきたいと思います．お急ぎの方は，ご注文の際にその旨をご記入ください．至急送らせていただきます．2～3日でお手元に届くように手配いたします．

◎個人情報の利用目的

お客様から収集させていただいた個人情報，ご注文情報は本サービスを提供する目的(本の発送，ご注文内容の確認，問い合わせに対しての回答等)以外には利用することはございません．

その他，ご不明な点は小社までご連絡ください．

株式会社 全日本病院出版会　〒113-0033 東京都文京区本郷3-16-4-7F
電話 03(5689)5989　FAX03(5689)8030　郵便振替口座 00160-9-58753

年　月　日

Monthly Book
ENTONI
エントーニ

FAX 専用注文書

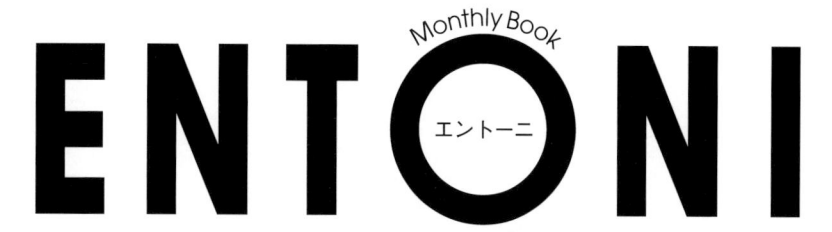

「Monthly Book ENTONI」誌のご注文の際は，このFAX専用注文書もご利用頂けます．また電話でのお申し込みも受け付けております．
毎月確実に入手したい方には年間購読申し込みをお勧めいたします．また各号1冊からの注文もできますので，お気軽にお問い合わせください．

バックナンバー合計
5,000円以上のご注文
は代金引換発送

―お問い合わせ先―
㈱全日本病院出版会　営業部
電話　03(5689)5989　　FAX　03(5689)8030

□年間定期購読申し込み　No.　　　から								
□バックナンバー申し込み								
No.	-	冊	No.	-	冊	No.	-	冊	No.	-	冊
No.	-	冊	No.	-	冊	No.	-	冊	No.	-	冊
No.	-	冊	No.	-	冊	No.	-	冊	No.	-	冊
No.	-	冊	No.	-	冊	No.	-	冊	No.	-	冊

□他誌ご注文

　　　　冊　　　　　　　　　　　　　　冊

お名前：フリガナ　　　　　　　　　㊞　　診療科

ご送付先：〒　-
□自宅　□お勤め先

電話番号　　　　　　　　　　　　　□自宅
　　　　　　　　　　　　　　　　　□お勤め先

FAX 03-5689-8030　全日本病院出版会行

FAX 03-5689-8030
全日本病院出版会行

年　月　日

住所変更届け

お名前	フリガナ	
お客様番号	□□□□□□□□	毎回お送りしています封筒のお名前の右上に印字されております8ケタの番号をご記入下さい。
新お届け先	〒　　　　　都道府県	
新電話番号	（　　　）	
変更日付	年　月　日より	月号より
旧お届け先	〒	

※ 年間購読を注文されております雑誌・書籍名に✓を付けて下さい。

☐ Monthly Book Orthopaedics （月刊誌）
☐ Monthly Book Derma. （月刊誌）
☐ 整形外科最小侵襲手術ジャーナル （季刊誌）
☐ Monthly Book Medical Rehabilitation （月刊誌）
☐ Monthly Book ENTONI （月刊誌）
☐ PEPARS （月刊誌）
☐ Monthly Book OCULISTA （月刊誌）

FAX 03-5689-8030
全日本病院出版会行

Monthly Book ENTONI バックナンバー

No.139　編集企画／氷見徹夫
耳鼻咽喉科における抗ウイルス薬・ステロイドの効果的処方
　　　　　　　　　　　　（増大号）4,800円+税

No.144　編集企画／神田幸彦
補聴器に関するQ&A—診療所における対応—
　　　　　　　　　　　　（増刊号）5,400円+税

No.145　編集企画／小林俊光
耳管開放症は耳管狭窄症とどう違うのか？

No.146　編集企画／春名眞一
耳鼻咽喉科における病巣感染症 up date
　—扁桃・副鼻腔疾患を中心に—

No.148　編集企画／吉原俊雄
唾液腺腫瘍—診療所で可能な鑑別診断—

No.150　編集企画／兵頭政光
嚥下障害の保存的治療

No.152　編集企画／市村恵一
耳鼻咽喉科における乳幼児Q&A（増大号）4,800円+税

No.156　編集企画／鈴木賢二
いびき—乳幼児から高齢者まで—

No.157　編集企画／大森孝一
見落としやすい耳鼻咽喉科疾患（増刊号）5,400円+税

No.158　編集企画／武田憲昭
小児のめまい診療

No.159　編集企画／土井勝美
難治性外耳疾患の診断と治療

No.160　編集企画／内藤健晴
のどの異常感

No.162　編集企画／飯田政弘
抗めまい薬の使い方 update

No.163　編集企画／黒野祐一
耳鼻咽喉科外来におけるインフォームド・コンセント

No.164　編集企画／間島雄一
どう使う！　抗菌薬

No.165　編集企画／枝松秀雄
加齢と耳鼻咽喉科疾患

No.166　編集企画／宇佐美真一
耳鼻咽喉科医が見落としてはいけない中枢疾患
　　　　　　　　　　　　（増刊号）5,400円+税

No.167　編集企画／猪原秀典
頸部への転移と原疾患

No.168　編集企画／大越俊夫
みみ・はな・のどの局所薬物療法

No.169　編集企画／小川郁
聴覚に関する検査の読み方—ここがポイント—

No.170　編集企画／増山敬祐
気道アレルギー update

No.171　編集企画／髙橋姿
鼓膜形成術—私はこうしている—

No.172　編集企画／吉崎智一
知っておきたい甲状腺診療—検査から専門治療まで—
　　　　　　　　　　　　（増大号）4,800円+税

No.173　編集企画／牟田弘・望月隆一
声をよくする治療法

No.174　編集企画／洲崎春海
耳鼻咽喉科　ここまでできるレーザー治療

No.175　編集企画／香取幸夫
嚥下障害と誤嚥性肺炎

No.176　編集企画／石川和夫
多様化する高齢者のめまい

No.177　編集企画／飯野ゆき子
耳鼻咽喉科投薬のコツ—全身疾患との関係—

No.178　編集企画／友田幸一・八木正夫
口腔粘膜疾患—特徴と治療の要点—

No.179　編集企画／村上信五
診断・治療に必要な耳鼻咽喉科臨床検査
　—活用のpointとpitfall—（増刊号）5,400円+税

No.180　編集企画／藤枝重治
これからのアレルギー性鼻炎対策

No.181　編集企画／東野哲也
人工内耳の知識 update

No.182　編集企画／平川勝洋
One airway, one disease—複眼的治療戦略—

No.183　編集企画／伊藤彰紀
突発性難聴 update

No.184　編集企画／甲能直幸
上気道疾患とCOPD（慢性閉塞性肺疾患）

No.185　編集企画／渡辺行雄
耳鼻咽喉科漢方処方ベストマッチ
　　　　　　　　　　　　（増大号）4,800円+税

No.186　編集企画／原晃
耳鳴のすべて

No.187　編集企画／古屋信彦
耳鼻咽喉科在宅医療ABC

No.188　編集企画／植田広海
聴覚異常感をどう診る・どう治す

No.189　編集企画／北原糺
めまい・ふらつきの診かた・治しかた

No.190　編集企画／大島猛史
耳鼻咽喉科における高齢者への投薬

通常号⇒2,500円+税
※No.138以前発行のバックナンバー，各目次等の詳しい内容はHP（www.zenniti.com）をご覧下さい．

次号予告

耳鼻咽喉科診療スキルアップ 32
― 私のポイント ―

No.192（2016 年 4 月増刊号）

編集企画／長崎大学教授　髙橋　晴雄

項目	著者
鼓膜炎の病態と対処	大島　英敏ほか
炭酸ガスレーザー（OtoLAM®）による鼓膜切開	澤田　正一
外傷性鼓膜穿孔の治療とインフォームドコンセント	三代　康雄
成人急性中耳炎での骨導低下の原因と対処	工田　昌也
急性難聴の問診・随伴症状・経過からの診断フローチャート	隈上　秀高
急性低音障害型感音難聴の治療とインフォームドコンセント	福田　宏治ほか
効率的な外来での平衡機能検査	結縁　晃治
問診からめまいはどこまで診断できるか？	船曳　和雄
高齢者の平衡障害	谷口雄一郎
めまいのリハビリテーション	新井　基洋
嗅覚障害の的確な診断法	松野　栄雄
外来におけるアレルギー性鼻炎の手術治療	鴻　信義
嗅覚障害の診療	田中　真琴ほか
舌痛症	井野千代徳ほか
一側性口蓋扁桃肥大	福角　隆仁ほか
口腔粘膜病変の鑑別	山本　祐三ほか
発熱のない咽頭痛の診断手順は	千年　俊一
耳鼻咽喉科における嚥下障害のリハビリテーション	鮫島　靖浩
外来レベルでのいびき治療	小島　卓朗ほか
下咽頭癌を見逃さない診療	杉本　太郎ほか
急性喉頭蓋炎の迅速な治療法と気道確保	大脇　成広
急性気道狭窄・閉塞への対応	金谷　洋明
頭頸部外傷の初期対応	嶋田　喜充
頸部先天性嚢胞・瘻孔	金子　賢一
最新の頭頸部癌化学療法	安松　隆治ほか
頭頸部癌治療後のリハビリテーション	大月　直樹ほか
外来レベルでの頸部超音波検査	古川まどか
診療所で使える最先端の内視鏡	野村　文敬ほか
小児内視鏡検査のコツと注意点	平野　滋
外来で可能な穿刺吸引細胞と生検	堀　龍介ほか
耳鼻咽喉科外来におけるインフルエンザに対するアプローチ	高野　賢一
耳鼻咽喉科とステロイド薬 ― 適応と禁忌 ―	神崎　晶

編集主幹：本庄　巖　京都大学名誉教授
　　　　　市川　銀一郎　順天堂大学名誉教授

No.191　編集企画：
宮崎総一郎　中部大学生命健康科学研究所特任教授

Monthly Book ENTONI No.191
2016 年 4 月 1 日発行（毎月 1 回 15 日発行）
定価は表紙に表示してあります．
Printed in Japan

発行者　末定　広光
発行所　株式会社　全日本病院出版会
〒113-0033 東京都文京区本郷 3 丁目 16 番 4 号 7 階
電話（03）5689-5989　Fax（03）5689-8030
郵便振替口座 00160-9-58753

© ZEN・NIHONBYOIN・SHUPPANKAI, 2016

印刷・製本　三報社印刷株式会社　電話（03）3637-0005
広告取扱店　㈱日本医学広告社　電話（03）5226-2791

- 本誌に掲載する著作物の複製権・翻訳権・上映権・譲渡権・公衆送信権（送信可能化権を含む）は株式会社全日本病院出版会が保有します．
- JCOPY ＜（社）出版者著作権管理機構　委託出版物＞
本誌の無断複写は著作権法上での例外を除き禁じられています．複写される場合は，そのつど事前に，（社）出版者著作権管理機構（電話 03-3513-6969，FAX 03-3513-6979，e-mail: info@jcopy.or.jp）の許諾を得てください．
本誌をスキャン，デジタルデータ化することは複製に当たり，著作権法上の例外を除き違法です．代行業者等の第三者に依頼して同行為をすることも認められておりません．